MOEWIG

**Gesund bleiben
mit den Mitteln der Natur:**

Die zehnbändige Reihe »Gesundheit aus der Natur-Apotheke« ist ein – von kompetenten Fachautoren erstelltes – umfassendes Nachschlagewerk für den gesundheitsbewußten Leser. Sie bietet unter anderem detaillierte Darstellungen traditioneller und moderner Naturheilverfahren, zeigt die Anwendungsmöglichkeiten aller wichtigen Heilpflanzen und gibt zahlreiche Ratschläge, wie sich Gesundheit und Vitalität durch natürliche Ernährung und Lebensweise erhalten und steigern lassen.
Mit zahlreichen Abbildungen.

Folgende Bände liegen vor:

Heilpflanzen von A – Z

Zier- und Nutzpflanzen in der Naturmedizin

Pflanzenheilkunde

Heiltees und Heilbäder

Geschichte der Naturheilkunde

Alte Heilmethoden neu entdeckt

Methoden der Naturheilkunde aus unserer Zeit

Selbstbehandeln mit Naturmedizin

Die Natur bittet zu Tisch

Jung bleiben mit den Mitteln der Natur

Gesundheit
aus der Natur-Apotheke

Pflanzenheilkunde

von

Dr. H. H. Hart

Durchgesehene Neuausgabe

Umschlagentwurf und -gestaltung: Werbeagentur Zeuner, Ettlingen
Printed in Germany 1994
Druck und Bindung: Elsnerdruck, Berlin
ISBN 3-8118-7360-1 (60er-Kassette)

Inhalt

Allgemeines über Pflanzenheilkunde

Pflanzenheilkunde – eine Geheimwissenschaft?

Es ist nicht zu leugnen, daß über Jahrtausende die Pflanzenheilkunde mit Magie und Zauber verbunden war. Märchen und Aberglauben hafteten vielen Heilkräutern an. Früher glaubte man beispielsweise, der Baldrian sei ein Wundermittel gegen Hexen und Kobolde. Zur Zeit der großen Pestepidemien war vielerorts der Spruch »Trinkt Baldrian, sonst müßt Ihr dran« geläufig. Bei vielen religiös-kultischen Handlungen spielten Kräuter eine Rolle, aber die Frage nach der eigentlichen Wirkung interessierte nicht.

Fest steht auch, daß unter dem Schleier des Geheimnisvollen, der sich um die Heilkräuter hüllte, viel Mißbrauch getrieben wurde; so mixte zum Beispiel im 18. Jahrhundert der Graf von Paris einen Wundertee, dessen Zusammensetzung er nicht bekanntgab. Die Nachfrage nach diesem Verjüngungstrank war in Europa bald so groß, daß der Graf ein steinreicher Mann wurde. In Wirklichkeit bestand der Tee aber aus nichts anderem als aus Holunder, Fenchel und Anis. Die Hoffnung auf Besserung körperlicher Leiden und sicher auch der Wunsch nach einem verlängerten Leben bereiteten den Boden für einen ausgewachsenen Aberglauben.

Auch erscheint es sicher heute vielen Lesern unverständlich, warum für ein Stück Chinarinde früher am spanischen Hof bis zu 100000 Goldmark gezahlt wurden; da diese Droge selten war und noch dazu aus fernen Ländern kam, kannte man weder Wirkung noch Wirkstoffe; dies förderte die Geheimniskrämerei um die Pflanze und trieb natürlich auch den Preis in die Höhe.

Unsere Zeit hat noch einen neuen Aspekt zur Fehleinschätzung der Pflanzenheilkunde hinzugefügt. Viele kranke Menschen nehmen Medikamente und Heilkräuter, ohne genau die Hintergründe der Wirksamkeit zu kennen. In manchen Fällen mögen diese Personen durchaus recht haben. Auch viele Tiere handeln intuitiv richtig: Wird eine Gemse von einer Schlange gebissen, dann frißt sie Wolfsmilch, was sie sonst nie tut; in diesem Fall bewahrt der Genuß der Pflanze das Tier vor einer Vergiftung. Oder man denke nur an eine verletzte Bisamratte, die ihre Wunden mit Fichtenharz einschmiert, um dadurch den Heilprozeß zu beschleunigen.

Trotzdem gilt: Die moderne Pflanzenheilkunde hat nichts mit Geheimwissenschaft zu tun. Viele Pflanzen sind nämlich genau erforscht, die Inhaltsstoffe bekannt und die Wirksamkeit durch Versuche erwiesen. Es gibt über diese Thematik viele Bücher und Veröffentlichungen, so daß die Pflanzenheilkunde von jedem interessierten Laien erlernt werden kann. Freilich geht auch hier nichts von selbst: Eine intensive Beschäftigung mit der Materie ist unabdingbar.

Zum besseren Verständnis der Pflanzenheilkunde soll auch das vorliegende Buch beitragen. Seine einzelnen Teile wurden unter Berücksichtigung der neuesten Erkenntnisse verfaßt und die ihnen zugrunde liegenden Themen ausführlich behandelt. Die Allgemeinverständlichkeit war dabei stets der Leitgedanke des Autors, so daß nach aufmerksamer Lektüre eigentlich jeder Kranke in der Lage sein müßte, die verschiedenen Heilkräuter bei sich selbst anzuwenden. Dem Gesunden möge das Wissen helfen, eine drohende Erkrankung zu verhindern.

Was ist Pflanzenheilkunde?

Die Pflanzenheilkunde (*Phytotherapie*) befaßt sich auf wissenschaftlicher Ebene mit der Anwendung von pflanzlichen Heilmitteln am kranken Menschen. Ihre Materialien sind getrocknete oder frische Pflanzen, aber auch deren Extrakte. Pflanzenheilkunde ist ein wichtiger Zweig der modernen Naturheilkunde und erlangt in einer Zeit der Zunahme umweltbedingter Gesundheitsschäden mehr und mehr an Bedeutung.

Aber wenn jemand Therapie mit Pflanzen betreibt, dann heißt das noch lange nicht, daß der Betreffende gegenüber den Errungenschaften der modernen technischen Medizin und Pharmakologie blind ist. Im Gegenteil: Wie kaum ein anderer ist er immer wieder gezwungen, einen neuen Standpunkt zu finden. Er muß sich immer aufs neue kritisch fragen, sind die Methoden der Pflanzenheilkunde noch ausreichend, oder ist das Krankheitsbild so schwer, daß das Wissen der Schulmedizin herangezogen werden muß? Im Zweifelsfalle, also wenn Pflanzen und Technik die gleichen Heilungschancen bieten, ist die *Phytotherapie* die richtige Entscheidung. »Warum?« wird mancher aufgeklärte Zeitgenosse fragen. Die Antwort ist einfach: Pflanzliche Stoffe ermöglichen es dem Körper, seine eigenen Abwehrkräfte zu mobilisieren.

Die Therapie greift hier sozusagen an der Wurzel an, während bei schulmedizinischen Methoden oft nur Symptome bekämpft werden, bildlich ausgedrückt: Pflanzenheilkunde löscht einen Brand, während die Schulmedizin ihn nur zudeckt.

Leider gibt es in der Pflanzenheilkunde keine exakte Dosis-Wirkungs-Beziehung. Das bedeutet, daß 1 g Droge nicht in jedem Fall beispielsweise eine Veränderung des Pulses um eine bestimmte, immer genau gleiche Anzahl von Schlägen verursacht. Dies hängt nicht nur vom individuellen menschlichen Organismus ab, sondern zu einem großen Teil auch von der jeweiligen Pflanze, ihrem »Jahrgang«, ihrem Standort, ihrer Erntezeit und schließlich von der Sonneneinstrahlung, die sie erhalten hat. Mit einer gewachsenen Heilpflanze wird also niemals die gleiche Wirkung zu erzielen sein wie mit einem Fertigpräparat. Reinsubstanzen sind teilweise angezeigt, wenn eine schnelle Hilfe nötig ist. Bei chronischen Krankheiten ist aber das Gesamtspektrum der Inhaltsstoffe, wie sie die Pflanze enthält, vorteilhafter.

Heilpflanzen bieten des weiteren den Vorteil, daß sie bei richtiger Anwendung nebenwirkungsfrei sind. Denn die Natur ist nicht so unvernünftig, sich selber zu schaden. Richtige Anwendung heißt allerdings: genaue Dosierung, geeignete Applikationsform und fachgerechte Auswahl der Pflanze.

Die Pflanzenheilkunde steht gegenwärtig an einem entscheidenden Punkt: Gelingt ihr der endgültige Durchbruch, oder wird sie in die Bedeutungslosigkeit abgedrängt? Leider blieb der Pflanzenheilkunde trotz nicht zu leugnender Fortschritte die Anerkennung durch die Schulmedizin bisher größtenteils versagt. Mag es auch mittlerweile an einigen deutschen Universitäten Lehraufträge für Phytotherapie geben, in der Approbationsordnung für Ärzte ist sie noch nicht gesetzlich verankert. Dies verhindert natürlich, daß die angehenden Ärzte sich mit der Materie beschäftigen bzw. beschäftigen müssen und daß diese Therapieform im Bewußtsein der Jungmediziner als eine echte Alternative bei bestimmten Krankheitsbildern präsent ist. Leider sind auch manche Naturheiler nicht unschuldig an diesem Zustand; durch unseriöses Handeln und schnelle Geldmacherei erlebt eine aufstrebende Heilform immer wieder Rückschläge.

Ein weiteres Problem der Pflanzenheilkunde ist ihr breites Spektrum. Es reicht nicht aus, nur medizinisches Wissen zu haben. Botanische Kenntnisse, Floristik und Gesetzeskunde sind genauso wichtig. Außerdem muß man sich auch auf diesem Gebiet ständig fortbilden. Was irgendein »Kräuterpfarrer« vor 100 Jahren einmal behauptet hat, muß heute lange nicht mehr gültig sein.

Phytopharmakologie

In Anlehnung an die allgemeingültige Definition könnte man ein *Phytopharmakon* als einen pflanzlichen Stoff bezeichnen, der in einem bestimmten biologischen System (Mensch – Tier – Organ – Zelle), in bestimmten Dosen, auf bestimmten Wegen und in bestimmten Zeitabständen zur Verhütung, Erkennung und Behandlung von Krankheiten geeignet ist.

Ein Gift dagegen ist ein Stoff, der ein bestimmtes biologisches System in bestimmten Dosen, in bestimmten Zeitabständen und auf bestimmten Wegen schädigt. In der Regel kann jedes Heilmittel, also auch pflanzliche Stoffe, in höherer Dosierung zum Gift werden (*dosis sola facit venenum = nur dic Dosis macht das Gift).*

Unter dem Begriff *Droge* versteht der Naturheiler nicht einen Stoff, der Wirkung auf das zentrale Nervensystem besitzt und Abhängigkcit erzeugt, sondern in erster Linie pflanzliche Arzneistoffe.

Die *Pharmakodynamik* versucht die Art der Wirkung und den Wirkmechanismus eines Arzneimittels aufzuklären und zu beschreiben; die *Pharmakokinetik* beschäftigt sich mit der Freisetzung eines Heilmittels im Organismus. In der Regel herrscht zwischen Dosis und Wirkung eine lineare Abhängigkeit – doppelte Dosis = doppelte Wirkung. Wichtig ist auch noch der Begriff der Toleranzentstehung: Bei regelmäßiger Zufuhr eines Pharmakons wird die Wirkung allmählich geringer. Oft nimmt zwar die Hauptwirkung ab, andere Wirkungen treten aber gehäuft auf. Beim Zusammenwirken mehrerer Stoffe kommt es zum sogenannten *Synergismus*: Hier muß 1 + 1 nicht gleich 2 sein, im Gegenteil, die Gesamtwirkung kann oft mehr sein als die Summe der einzelnen Teile. Die *Halbwertzeit* schließlich ist derjenige Zeitraum, nach welchem die Konzentration eines Arzneimittels im Blut auf die Hälfte abgesunken ist; normalerweise ist ein Pharmakon nach 7 Halbwertszeiten aus dem menschlichen Blut verschwunden.

Diese pharmakologischen Grundbegriffe muß jeder kennen, der sich mit Pflanzenheilkunde beschäftigen und sich nicht dem Vorwurf des Dilettantismus aussetzen will. Sie sind bei der praktischen Anwendung der Heilkräuter von großer Wichtigkeit.

Pro und Kontra bei Selbstbehandlung mit Heilpflanzen

Der kritische Patient wird sich des öfteren die Frage stellen, ob er eine bestimmte Krankheit selber behandeln kann oder ob ein ärztlicher Ratschlag unerläßlich ist. In vielen Fällen scheint die Frage von vornherein geklärt; so wird kaum jemand, wenn er nach einer durchzechten Nacht etwas Kopfweh hat, gleich den Arzt aufsuchen, sondern zu einem bewährten Hausmittel greifen. Andererseits wird jede Mutter den Arzt rufen, wenn ihr sechsjähriger Sohn heftigen Bauchschmerz, verbunden mit Übelkeit und Erbrechen, hat. Doch ist bei Grenzfällen eine Selbstbehandlung mit Heilpflanzen angezeigt? Die Debatte darüber ist noch nicht endgültig entschieden.

Was spricht gegen Selbstbehandlung?

1. Der Patient hat meist nur ein bruchstückhaftes Wissen über Ursache, Entstehung und mögliche Folgen einer Krankheit. Er ist kein Arzt und kann in den meisten Fällen keine genaue Diagnose stellen. Tut er es dennoch, so ist die Gefahr einer Fehldiagnose sehr hoch. Auch harmlose Krankheitszeichen können Hinweise auf eine sehr ernsthafte Grundstörung geben.

2. Der Patient ist auch kein Apotheker. Meist weiß er über Dosierung und Wechselwirkung einer Droge nicht genau Bescheid. Fatale Folgen kann eine Überdosierung mit evtl. tödlichem Ausgang sein. Auch Gewöhnung und Mißbrauch sind nicht auszuschließen.

3. Selbstmedikation gibt das trügerische Gefühl von Sicherheit. Obwohl die Symptome überdeckt sind, kann die Grundkrankheit weiterschwelen.

Was spricht für Selbstbehandlung?

1. Selbstmedikation ist meist billiger. Wer die Diskussion um die Kostenexplosion im Gesundheitswesen verfolgt, der weiß nur allzugut, wie bedeutend dieses Argument ist. 15 % des Bruttoverdienstes und mehr für die Krankenversicherung sind einfach zuviel.

2. Selbstmedikation ist einfach und unkompliziert. Wenn jemand bei Magenschmerzen zum richtigen Heilkraut, das er in seiner Hausapotheke stehen hat, greift, dann dauert dies nur einige Minuten. Geht er dagegen zum Arzt, müssen neben einer evtl. umständlichen Anfahrt auch noch lange Wartezeiten in Kauf genommen werden.

3. Der kranke Mensch ist meist kritisch und aufgeklärt. Er kennt seinen Körper, die Krankheitssymptome und die entsprechenden Therapiemaßnahmen genau. Er weiß um die Grenzen seines Könnens und geht rechtzeitig zum Arzt.

4. Gewöhnung und Abhängigkeit treten in der Praxis sehr selten auf, da die Inhaltsstoffe der Heilpflanzen in über 98 % kein Suchtpotential besitzen.

5. In anderen Ländern (z.B. Großbritannien) ist die Selbstmedikation viel ausgeprägter als bei uns. Dennoch sind schwerwiegende Fehler bei Eigenbehandlung so gut wie nie aufgetreten.

6. Auch der regelmäßige Arztbesuch schützt nicht vor unnützer oder schädlicher Medikation. Man denke nur an die »Dauerrezepte« bei rheumatischen Erkrankungen oder bei Kopfschmerzen.

Aus der Anzahl der Argumente wird bereits sichtbar, welche Richtung der aufgeklärte Patient einschlagen soll. Er muß aus eigener Erfahrung lernen, welche Krankheitsbilder er selber behandeln kann. Ist er sich in der Therapie sicher, dann darf er sich von niemandem davon abhalten lassen. Aber, um es nochmals zu betonen, auch hier darf man auf seinem Wissensstand nicht stehenbleiben, sondern muß sich ständig fortbilden. Es wachsen ca. 60000 Pflanzen auf der ganzen Welt, die irgendwie von medizinischem Interesse sind. Ungefähr 10000 wurden beschrieben, sind also in ihrer Wirkungsweise wenigstens einigermaßen bekannt, aber nur die Hälfte davon ist genau erforscht. In einem umfangreichen Pflanzenheilkundebuch sind 300 Kräuter aufgeführt. Ein guter Arzt, der sich mit Pflanzenheilkunde beschäftigt und der darauf spezialisiert ist, kommt mit 40 aus. Hieraus wird ersichtlich, daß nicht unbedingt Vielfalt, sondern genauso Beschränkung auf das Wesentliche vonnöten ist. Weniges gut zu kennen ist besser als vieles nur oberflächlich! Und um dieses Ziel zu erreichen, bedarf es eben, wie gesagt, der ständigen Fortbildung.

Anwendungen von Heilpflanzen beim Kind

Wegen der Wichtigkeit wurde dieser Fragestellung ein eigener Abschnitt gewidmet. Besonders in der Kinderheilkunde soll man von Heilkräutern – trotz vieler gegenteiliger Meinungen – reichlich Gebrauch machen. Es ist eine Tatsache, daß der kindliche Organismus besser auf die Wirkstoffe der Heilpflanzen anspricht als der des Erwachsenen. Den genauen Grund kennt man nicht. Möglicherweise beruht dies auf einer noch nicht ausgereiften Rezeptorstruktur, die eben aufgrund dieser Unreife sensibler ist. Aber dies ist eine bisher nicht bestätigte Vermutung.

Die Empfehlung, Heilkräuter beim Kind zu verwenden, leuchtet um so mehr ein, wenn man sich das Sündenregister der chemischen *Therapeutika* (Heilmittel) bei Kindern vergegenwärtigt. Das Kind ist eben kein kleiner Erwachsener, wie viele Schulmediziner meinen. Oft werden die Dosierungen einfach auf den kleinen Organismus umgerechnet – ein Trugschluß mit fatalen Folgen. Ein bekannter Wissenschaftler meinte zu dieser Problematik: Die Geschichte der Arzneimittelkunde für Kinder ist eine Geschichte von Katastrophen und Todesfällen. 1984 wurden für 9,1 Mill. Kinder in der BRD 51millionenmal Medikamente verschrieben. Jedes Kind bekommt also pro Jahr fast 6 Medikamente verabreicht.

Dies wiegt um so schwerer, als bei Kindern das Entgiftungssystem noch nicht vollständig ausgebildet ist. Darüber hinaus wird die körpereigene Abwehr unterdrückt. Als Beispiel kann man hier die Zerstörung der nützlichen Bakterienflora durch Antibiotika anführen. Eine erhöhte Infektanfälligkeit ist die unausweichliche Folge; durch unkontrollierte Antibiotikagabe wird die körpereigene Abwehr nicht trainiert. Falls zu einem späteren Zeitpunkt erneut Bakterienstämme angreifen, dann weiß der Körper nicht, wie er ohne chemische Hilfsmittel dagegen angehen soll. Diese Gefahr ist bei pflanzlichen Heilmitteln nicht gegeben, da diese die eigenen Widerstandskräfte fördern. Der kindliche Organismus lernt also, selbst mit der Krankheit fertigzuwerden.

Geschichte der Pflanzenheilkunde

Die Geschichte der Pflanzenheilkunde ist wahrscheinlich so alt wie die Menschheit selbst. Pflanzen wurden seit jeher nicht nur zu Nahrungszwecken, sondern auch aus medizinischen Gründen angebaut. Die Suche nach heilkräftigen Pflanzen ist allen Kulturformen in allen Erdteilen eigen. Bemerkenswert ist auch, mit welcher Energie und mit welchem Aufwand die Lehre von den Heilkräutern von einer Generation auf die nächste weitergegeben wurde. Oftmals wurden Erkenntnisse unverändert über Hunderte von Jahren überliefert; erst im 20. Jahrhundert kamen dann entscheidende Veränderungen dazu.

Die Einteilung der Geschichte der Pflanzenheilkunde ist etwas willkürlich. Im großen und ganzen deckt sie sich jedoch mit der Gliederung der Weltgeschichte. Wo aus Gründen der Darstellung Abweichungen vorkommen, wird dies der aufmerksame Leser sicher bemerken.

Anfänge der Pflanzenheilkunde

Einen der ersten Hinweise auf die Heilwirkung von Pflanzen findet man im Alten Testament im Buch der Prediger. Dies bestärkt die These, daß die Pflanzenheilkunde wohl die älteste Form der Heilkunde überhaupt ist. Zu Anfang basierte die *Phytotherapie* sicher auf reiner Erfahrung. Mag auch mancher moderne Wissenschaftler die antiken Heilmethoden mit der spöttischen Bemerkung »reiner Aberglaube« abtun, so haben dennoch die Völker der Vorzeit mit Hilfe dieses »Aberglaubens« Leistungen vollbracht, von denen man heutzutage nur träumen kann. Natürlich sind viele dieser Methoden veraltet; aber wäre es nicht ein negatives Aushängeschild unserer Gesellschaft, wenn wir immer noch dieselben Methoden wie die Völker der Frühgeschichte anwenden würden? Viele Voraussetzungen, die uns heute selbstverständlich sind, fehlten unseren Vorfahren, so daß sie einfach keine besseren Leistungen vollbringen konnten. Darüber hinaus ändert sich die Heilkunde ja auch mit der Wandlung von Weltanschauungen, religiösen Vorstellungen und politischen Gegebenheiten. Wahrscheinlich hatten die Völker der Vorgeschichte mit ihrer ganzheitlichen Weltanschauung nicht unrecht. Das Ganze ist mehr als die Summe seiner Teile: Ein Mensch ist mehr als zwei Arme, zwei Beine, ein Rumpf und ein Kopf. Und es ist auch dem besten Naturwissenschaftler unserer Zeit noch nicht gelungen, alle Wirkstoffe einer Pflanze zu isolieren.

Interessanterweise hält ein Volk um so mehr an den altbewährten Heilformen fest, je mehr die sogenannte Elite sich von diesen abwendet. Oder, um mit Pfarrer Künzle zu sprechen: »Dem Volk ist es lieber, von einem offiziell nicht anerkannten Heiler geheilt zu werden, als von einem anerkannten Heiler nicht geheilt zu werden.«

Sicher ist, daß die Urvölker nicht alle Pflanzen kannten, die unserer Meinung nach heilkräftig sind. Wahrscheinlich brauchten sie auch gar nicht so viele Kräuter, denn die Ansprüche waren geringer und die Krankheitsbilder nicht so differenziert. Die Menschen waren damals auch nicht so verzärtelt wie heute manches Wohlstandskind. Durch ein Leben im Einklang mit der Natur besaßen sie mehr und bessere Widerstandskräfte. Aber auch ein tiefer Glaube kann ein starkes Heilmittel sein.

Die alten Ägypter kannten nachweislich schon im Jahre 2400 v. Chr. die Heilkräfte vieler Pflanzen. Die frühesten Hinweise finden sich im Papyrus Ebers. In der Einleitung steht unter anderem eine Anleitung zur Herstellung von Heilmitteln. Ein Teil des Papyrus Ebers befaßt sich mit Krankheitsbildern der inneren Medizin, ein anderer Teil führt eine Liste von Heilkräutern auf. Besonders Ramses II. († 1224 v. Chr.) förderte die Pflanzenheilkunde an seinem Hof; er hatte ständig einen großen Stab von Heilkundigen um sich, da jeder Arzt nur für eine bestimmte Krankheit zuständig war. Zur Zeit des Pyramidenbaus wurde auch eine Heilkräuterschule gegründet. Heilkräuter dienten auch als Grabbeigabe, um dem Toten den beschwerlichen Weg zu erleichtern.

Der griechische Geschichtsschreiber Herodot († 430 v. Chr.) führte aus, daß die alten Ägypter so gesund waren, daß man jeden als Arzt ansehen konnte. Nachweislich fanden folgende Pflanzen bei den alten Ägyptern Verwendung: Schlafmohn, Rizinus, Lilie, Lein, Granatbaum und Koloquinte. Erstaunlich ist, wie genau die Dosierungsangaben sind. Die Kenntnisse der Ägypter verbreiteten sich auch im Zweistromland in Mesopotamien. Besonders die Tollkirsche stand zwischen Euphrat und Tigris wegen ihrer guten Wirkung bei Husten in hohem Ansehen.

Auch den Juden war die Wirkung vieler Heilkräuter bekannt. Man denke nur an den Bibelspruch: »Besprenge mich mit dem *Hysop* (Ysop), und ich bin rein, wasche mich und ich bin weißer als Schnee.« In diesem Psalmenvers klingt das bei den Juden stark ausgeprägte Bedürfnis nach Reinheit und Hygiene an. Angeblich soll König Salomon ein Buch über Heilkräuter geschrieben haben. Zum Passahfest werden viele Kräuter gegessen, um den Körper auch von innen heraus zu reinigen.

Pflanzenheilkunde der Antike

Bei den Griechen beschäftigten sich viele Schriftgelehrte und Philosophen mit Natur- und Pflanzenheilkunde. Aristoteles (384 – 322 v. Chr.) schrieb ein Buch zum Beispiel über Botanik; der Arzt und Pharmakologe Dioskurides verfaßte im 1. Jahrhundert n. Chr. eine bis in die Neuzeit geltende Arzneimittellehre, und Hippokrates (460 – 372 v. Chr.), der Vater der Ärzte, faßte das medizinische Wissen seiner Zeit im sogenannten *Corpus Hippocraticus* zusammen. Bei bestimmten Krankheiten ließ er nur pflanzliche Therapieformen gelten. Hippokrates begründete auch die Lehre von den Säften (*Humoralpathologie*).

Bekannt sind noch weitere Schriftsteller mit pflanzenheilkundlichen Kenntnissen: Theophrast von Eresos (um 372 – 287 v. Chr.), der auf der Insel Lesbos Abhandlungen über Heilkräuter schrieb; Heraklit (um 550 – 480 v. Chr.), einer der besten Kenner der Giftpflanzen seiner Zeit; auch Pythagoras (um 570 – 480 v. Chr.) beschäftigte sich neben mathematischen und physikalischen Problemen mit Heilkräutern. Das älteste Kräuterbuch stammt von Diokles von Karystos, einem griechischen Arzt des vierten vorchristlichen Jahrhunderts, der den Beinamen »Zweiter Hippokrates« trug.

Asklepios, dem Gott der Heilkunde, wurden in Griechenland und Unteritalien Tempel erbaut, in denen die Heilkunst gelehrt wurde. Es war dabei streng verboten, irgendwelche Rezepte an das gemeine Volk weiterzugeben. Daneben berichten viele Sagen, in welch hohem Ansehen die Pflanzenheilkunde bei den alten Griechen stand. So geht der wissenschaftliche Artname des Tausendgüldenkrautes, *Erythraea centaurium*, auf den griechischen Zentaur Chiron zurück, der mit dieser Pflanze eine Verletzung am Fuß behandelt haben soll.

Bei den Römern befaßte sich der Politiker Cato mit Heilpflanzen. Plinius d. Ä. (23 – 79 n. Chr.), ein Historiker, beschrieb in seinem Werk *Naturalis Historia* Heilmethoden, die überwiegend auf pflanzlicher Basis beruhen. Galen (um 129 – 199), ein römischer Arzt, der viel Wissen von den Griechen übernahm, gilt als Vater der Pharmakologie. Er war aber auch ein Wegbereiter der Hygiene und Diät und führte viele anatomisch-physiologische Studien durch. Mehr als 1000 Jahre lang waren seine Kräuterzusammensetzungen richtungweisend. Auch heute noch bezeichnet man mit dem Begriff »*Galenica*« rein pflanzliche Heilmittel.

Antonius Musa, der »Kneipp der Römer«, beschäftigte sich speziell mit Kaltwasserkuren und Heilpflanzenbädern. Er riet den Römern auch zu regelmäßigem Salatgenuß. Als Wunderdroge stand in jenen Zeiten der Kohl hoch im Kurs.

Pflanzenheilkunde im Mittelalter

Nach der Auflösung des Römischen Reiches ging das Wissen um die Heilkräuter langsam wieder verloren. Ernstzunehmende Wissenschaft vermengte sich oft mit obskuren religiösen Vorstellungen. Erschwerend kamen anfangs noch die Wirren der Völkerwanderung hinzu, so daß praktisch nichts, auch nicht die Pflanzenheilkunde, Bestand hatte. Außerdem verdrängte die Ausbreitung des Christentums alle heidnischen Bräuche. So wurde beispielsweise der Tollkirsche diabolische Herkunft nachgesagt.

Erstaunlicherweise waren aber die Klöster die Orte, in denen die Kräuterheilkunde weiter gepflegt wurde. Für die Orden, die sich häufig der Krankenpflege widmeten, war die intensive Beschäftigung mit den verschiedenen Formen der Heilkunst unabdingbare Voraussetzung ihrer Arbeit. Aufgrund ihrer Bildung war es den Mönchen möglich, ihr Wissen und ihre Erfahrungen in der Heilkunde aufzuschreiben und an nachfolgende Generationen zu vermitteln. In vielen Klostergärten wurden Heilkräuter angepflanzt. Besonders die Benediktiner beschäftigten sich gemäß ihrer Ordensregeln mit Pflanzenheilkunde. Der hl. Benedikt (um 480 – 547) gilt daher auch als Vater der Mönchsmedizin. Eine wichtige Rolle spielt auch die hl. Hildegard von Bingen (1098 – 1179). In ihrem Buch der einfachen Heilmittel (*Liber simplicis medicinae*) werden viele Kräuter beschrieben.

An weltlichen Herrschern ist Karl der Große (768 – 814) zu nennen, der auch im Hinblick auf eigene Krankheiten die Kultivierung von Heilkräutern förderte. In seinen Reichsverordnungen wurden folgende Kräuter als für die Gartenwirtschaft verbindlich vorgeschrieben: Kürbis, Kümmel, Rosmarin, Anis, Senf, Dill, Minze, Eibisch, Malve, Haselwurz, Granatbaum, Lein, Bohnen, Knoblauch, Rettich und viele andere mehr. Auch Walahfried Strabo (808 – 849), Abt des Klosters Reichenau, hat einen bedeutenden Beitrag zur Heilkräutertradition geleistet. Der Dominikanermönch und spätere Bischof von Regensburg, Albertus Magnus († 1280), beschrieb viele Heilkräuter unter religiösen Aspekten. Die Schule von Salerno wiederum profitierte von ihrem engen Kontakt zu den Arabern, vor allem zum Gelehrten Ibn-el-Beithar. Berühmte Schüler dieser Richtung sind Arnaldus de Villanova und Jacobus de Partibus.

Eine gewisse Zäsur in der unkritischen, religiös-mystisch verankerten Kräuterheilkunde bildet die Erfindung der Buchdruckerkunst. Als Vater der wissenschaftlichen Botanik wird Otto Brunfels (1488 – 1534) angesehen. Im Jahre 1493 wurde aber ein Arzt geboren, der alle bisher genannten Heilkundigen übertrifft: Philippus Theophrastus Bombastus von Hohenheim, genannt Paracelsus. Dieser Arzt, Naturforscher und Philosoph schwäbischer Abkunft suchte vor allem nach der Seele der Gewächse. Er bemühte sich,

Zusammenhänge zwischen der *Morphologie*, also dem äußeren Erscheinungsbild eines Krautes, und seiner Heilwirkung zu erfassen. Für diese Forschungsrichtung verwendet man auch den Ausdruck Signaturenlehre. Paracelsus war ein Wanderarzt, der sein Wissen nicht nur bei den Gelehrten und in den Büchern, sondern auch beim einfachen Volke suchte. Als erster Professor hielt er in Basel Vorlesungen in deutscher Sprache. Der Arzt darf nicht den eigenen Nutzen suchen – so die Quintessenz seiner Lehre. Für ihn war Gott der höchste Arzt. Die Natur ist eine Harmonie, in der die Entwicklung kontinuierlich erfolgt. Wichtige Stützen der Heilkunde sind nach Meinung Paracelsus' Philosophie, Astronomie, Alchimie und Religion. Krankheit betrachtet er als Störung der Grundelemente. Unter den Heilkräutern schätzte er vor allem den Salbei, vor dem man den Hut ziehen müsse. Die Lehre des Paracelsus führte Jean Baptist van Helmont (1577 – 1644) weiter: Auch er war der Meinung, daß Gott selbst den einzelnen Pflanzen die Heilkraft verliehen habe. In jener Zeit verfaßte auch Jakob Theodor Tabernaemontanus (1520 – 1590) ein Kräuterbuch. Es ist reich illustriert, koloriert und enthält über 3000 Pflanzenbeschreibungen.

In Frankreich legte Olivier de Seres einen Heilkräutergarten an, den später Ludwig XIV. rekonstruieren ließ. Eine weitere Bereicherung erlebte die Pflanzenheilkunde durch die vielen Eroberungszüge in ferne Länder; Chinarinde und Kokastrauch sind nur einige der Pflanzen, die Konquistadoren als Kriegsbeute mit nach Hause brachten.

Eine systematische Einteilung von Pflanzen und Heilkräutern, die auch heute noch Bestand hat, wurde vom schwedischen Botaniker Carl von Linné (1707 – 1778) vorgenommen. In seinem Werk *Systema naturae* gliedert er alle Pflanzen in zwei Hauptgruppen, nämlich in die Blütenpflanzen und in die Sporenpflanzen. Der Schweizer Johann Jakob Scheuchzer (1672 – 1733) untersuchte die Pflanzenversteinerungen und begründete damit die Paläobotanik.

Bis zur Übertragung der Evolutionsidee auf das Pflanzenreich war es nicht mehr weit. Als weiterer Meilenstein ist das Jahr 1866 zu nennen. Der Mönch Gregor Mendel aus Brünn beschrieb als erster anhand von Beobachtungen an Erbsen die Vererbungsgesetze. Henry Lecoq schließlich gilt als Vater der Pflanzengeographie.

Pflanzenheilkunde der Neuzeit

Die Entdeckung des Blutkreislaufs durch den Londoner Arzt Harvey (1628) und die Erfindung des Mikroskops sind als Wendepunkte der Medizingeschichte zu nennen. Der Vormarsch von Chemie und Pharmazie war nicht mehr zu stoppen, und so ist es verständlich, daß die Kräuterheilkunde etwas zurückgedrängt wurde. Für die Pflanzenheilkunde war es andererseits von Vorteil, daß durch chemische Analysemethoden und durch mikroskopische Betrachtung der naturwissenschaftliche Aspekt dieser Heilrichtung in den Vordergrund trat. Auch die Therapieerfolge konnten wissenschaftlich festgehalten werden. Trotzdem meinte der wissenschaftsgläubige Mensch zunächst, er sei in der Lage, auf das heilkräftige Potential der Natur verzichten und sich seine Gesundheit mit künstlichen Präparaten erhalten zu können.

Aber die Pflanzenheilkunde hat überlebt. In Deutschland erweckte Pfarrer Sebastian Kneipp (1821 – 1897) die fast schon vergessenen Heilkräuter wieder aus ihrem Schlaf. Anhand von eigenen Erfahrungen bewies er die Heilkräfte der Pflanzen. Die Kneippschen Heilweisen sind heute auch von der Schulmedizin anerkannt. In Frankreich haben sich die Ärzte François-Joseph Cazin und Lucien Leclerc (von dem auch der Begriff *Phytotherapie* stammt) um die Pflanzenheilkunde bemüht. Der Begriff Biologie wurde 1800 von Jean Baptiste de Lamarck (1744 – 1829) eingeführt. 1804 wurde Morphium aus Schlafmohn gewonnen. 1817 Strychnin aus der Brechnuß und schließlich 1820 Chinin aus der Chinarinde.

In Deutschland erschien 1860 das *Große illustrierte Kräuterbuch* von Dr. Müller, dem weitere Heilpflanzenbücher von Dr. Dragendorf, Dr. Grünfeld und Dr. Höchstätter folgten. Schließlich ist der Schweizer Johann Künzle zu nennen, der als »Kräuterpfarrer« berühmt wurde. In seinem *Großen Kräuterheilbuch – Ratgeber für gesunde und kranke Tage* beschreibt er Tatsachen, die auch 40 Jahre nach seinem Tode immer noch nicht überholt sind. »Das Geheimnis meines langen Lebens liegt in der Erkenntnis und Befolgung der natürlichen Ordnung. Im übrigen ist es Gnade und Geschenk Gottes«, sagte er kurz vor seinem Tod.

Umgang mit Heilpflanzen

Sammeln von Heilkräutern

Erste Voraussetzung für das selbständige Sammeln von Heilkräutern sind gründliche Kenntnisse in Pflanzenkunde. Der ahnungslose und oberflächliche Sonntagsspaziergänger kann dabei zwei große Fehler machen: Zum einen geht er oft achtlos an Heilpflanzen vorbei, zertritt sie mit den Füßen oder bezeichnet sie vielleicht sogar abwertend als Unkraut. Zum anderen pflückt er Kräuter, die keinerlei Wirksamkeit besitzen, ja vielleicht sogar giftig sind! Leider gibt es für Heilkräuter nicht im gesamten Bundesgebiet Beratungsstellen, wie sie für Pilzsammler an vielen Orten eingerichtet wurden.

Für den Sammler gelten folgende Regeln:

1. Sammle nur so viele Kräuter, wie du für den eigenen Bedarf benötigst! Es ist sinnlos und naturschädigend, sich Vorräte für mehrere Jahre anzulegen, da die meisten Kräuter nach dieser Zeit ihre Heilkraft verloren haben. Des weiteren soll man beim Sammeln die Wurzeln in der Erde lassen. Um die Weitervermehrung zu sichern, sollte man nie alle Pflanzen eines Gebietes mitnehmen. Die Pflanzen sind vorsichtig abzuschneiden.

2. Sammle nur gesunde und kräftige Pflanzen! Von Kräutern mit welken Blättern, Wurm- und Pilzbefall lasse die Finger! Meide Gegenden, in denen viel Kunstdünger und Insektizide verwendet werden! Meide darüber hinaus Pflanzen an Straßenrändern und Autobahnen (erhöhter Bleigehalt)! Die Kräuter sollen nach Möglichkeit in ei-

nem Korb oder in einer Jutetasche, nicht aber in Plastiktüten transportiert werden.

3. Blüten werden kurz vor der Vollblüte an sonnigen Tagen um die Mittagszeit gesammelt! Besonders wichtig ist dies für Pflanzen mit einem hohen Gehalt an ätherischen Ölen. Kräuter sammelt man kurz vor der Blütezeit; holzige Teile soll man am besten stehen lassen. Bei saftigen Beeren ist starker Druck zu vermeiden; am besten erntet man sie kurz vor der endgültigen Reife; die meisten Früchte reifen nämlich während der Lagerung noch nach. Derbe Blätter kann man einzeln mit der Hand pflücken, zarte Blätter gesammelt vom Stengel abstreifen. Bei taubedeckten Pflanzen soll man noch warten, bis sie von der Sonne getrocknet sind. Nach Regenfällen bitte keine Pflanzen sammeln. Um die Wurzeln muß man sich im Frühjahr oder Herbst kümmern; vor dem Trocknen empfiehlt sich hier eine Waschung. Starke Verunreinigungen mit Steinen oder Erde sind zu beseitigen.

4. Man muß beim Sammeln darauf achten, daß man die übrige Natur nicht mutwillig zerstört. Von bebauten Feldern und Wiesen mit hohem Graswuchs halte man Abstand! Das gleiche gilt für Waldkulturen. In Naturschutzgebieten ist das Sammeln sowieso untersagt. Auf brütende Vögel muß man Rücksicht nehmen!

5. Wer sich in der Pflanzenbestimmung nicht sicher ist, sollte fertige Präparate in der Apotheke oder im Reformhaus kaufen. Aber auch auf dem Gebiet der Botanik schadet die Fortbildung nicht! Volkshochschulen bieten meistens Kurse an. Wichtig ist es auch zu wissen, daß oft ähnlich aussehende Pflanzen sehr unterschiedliche Wirkungen (heilend bzw. giftig) haben können.

6. Schließlich muß sich der berufsmäßige Sammler über die einschlägigen Rechtsbestimmungen informieren. Im Reichsnaturschutzgesetz (1935), im Bundesartenschutzgesetz (1976) und in der Bundesartenschutzverordnung (1985) ist genau festgelegt, was beim Sammeln von Kräutern erlaubt ist und was nicht. Der gewerbliche Sammler benötigt darüber hinaus einen Sammelausweis.

Trocknen

Die Kräuter dürfen vor dem Trocknen nicht gewaschen werden. Der Trockenvorgang soll gleich nach dem Sammeln beginnen. Es hat keinen Sinn, das Kraut zu rasch oder bei zu hohen Temperaturen einem Schnelltrocknungsverfahren zu unterziehen. Die Pflanze erscheint zwar von außen trocken, ist aber innen meistens noch naß; im Laufe der Zeit sickert dann das Wasser wieder nach außen, ein Schimmelpilzbefall ist unausweichlich. In der Regel reicht eine Lufttrocknung – also ohne künstliche Wärme – völlig aus. Wichtig ist eine genügend große Trockenfläche. Das Trockengut darf nur in einfacher Lage ausgebreitet werden. Große Stükke (z.B. Wurzeln) sind zu teilen oder zu zu zerkleinern. Die einzelnen Arten sollen getrennt, nicht vermischt getrocknet werden. Als Unterlage eignen sich Holzroste oder ein sauberes Papier. Häufiges Umwenden nützt in der Regel nichts. Gewisse Pflanzen (Wermut, Johanniskraut) können in Bündeln, dabei auf Abstände achten, aufgehängt werden. Andere Pflanzen wiederum, beispielsweise Mohn, sind vor jeglicher Lichteinwirkung zu schützen, wie überhaupt die meisten Kräuter im Schatten getrocknet werden sollen. Leichte Zugluft ist von Vorteil. Der Trockenvorgang ist beendet, wenn alle Pflanzenteile dürr sind. Getrocknete Kräuter können weiter zerkleinert werden.

Beim Trocknen gehen leider viele Inhalts- und Wirkstoffe verloren. Da Pflanzen auch nach dem Aussehen und der

Farbe beurteilt werden, ist auf den Erhalt des äußeren Erscheinungsbildes zu achten. Allerdings ist es nicht beunruhigend, wenn die Pflanze beim Trocknen an Gewicht verliert. Ein niedriger Wassergehalt bedingt eine lange Haltbarkeit.

Aufbewahren

Am besten bewahrt man die Kräuter nach dem völligen Trocknen in dicht schließenden Behältern – gut eignen sich dafür Gläser – an einem trockenen, kühlen, dunklen und staubfreien Ort auf. Es empfiehlt sich, auf jedem Behälter ein kleines Schild mit der Inhaltsbezeichnung anzubringen, um die Pflanze auch nach längerer Zeit wiederzuerkennen. Größere Mengen können in Kisten oder Schachteln, mit Papier abgedeckt, beziehungsweise in Baumwoll- und Jutesäkken gelagert werden. Plastiktüten und Kunststoffbehälter sind unbrauchbar. Um Schimmel und Ungezieferbefall rechtzeitig erkennen zu können, empfiehlt sich eine regelmäßige Überprüfung. Wenn man Wurzeln und Kräuter (in Säcken) an die Decke hängt, dann sind sie vor Ratten und Mäusen einigermaßen sicher.

Für die Haltbarkeit der Pflanzen gilt folgende Faustregel: Geruchlose Kräuter halten in der Regel zwei Jahre, stark aromatische Pflanzen haben aber bereits nach einem Jahr mehr als die Hälfte ihrer Heilkraft verloren. Wurzeln halten bis zu drei Jahren. Pulver verliert seine Wirkung schneller als die ganze Pflanze. Am längsten können Öle und Geister aufbewahrt werden. Trotz aller Lagerungsmöglichkeit darf man natürlich nicht vergessen, daß die frische Pflanze immer noch die meisten Heilkräfte besitzt.

Heilkräuter im eigenen Garten

Um es vorwegzunehmen: Nicht alle Heilkräuter gedeihen im eigenen Garten. Wer es trotzdem versuchen will, Heilkräuter zu ziehen, muß sich auf bestimmte Pflanzen beschränken, deren Pflege dann allerdings oft sehr einfach ist. Die meisten Heilkräuter sind ja nicht übermäßig anspruchsvoll. In der Regel wachsen sie dort, wo unsere Nutzpflanzen auch gedeihen.

Hier noch ein paar praktische Tips für den erfolgreichen Anbau: Der Boden soll humusreich sein, schwere Böden sind dementsprechend zu lockern; stark versauerte Erde eignet sich nicht. Frische Jauche darf zur Düngung nicht verwendet werden. Im allgemeinen lieben die meisten Heilkräuter sonnige Standorte. Beim Anbau ist aber immer auf ihre jeweilige Eigenart zu achten. Deshalb nachfolgend einige spezielle Hinweise auf die Kultivierung bestimmter Pflanzen.

Zwiebeln steckt man Ende April in einem ausreichenden Abstand (10 auf 20 cm).

Dill wird im Mai gesät.

Sellerie soll im Juni gepflanzt werden (Abstand 20 x 30 cm); er braucht viel Feuchtigkeit und Düngung.

Knoblauch steckt man im März als Zehen.

Majoran pflanzt man im Mai ins Freie.

Petersilie ist eine sehr zähe Pflanze, die man bereits Anfang März in Reihen säen kann. Später werden dann die Pflänzchen auf einen Abstand von 5 cm gebracht. Im Herbst können besonders kräftige Pflanzen in den feuchten Sand gesetzt werden; so hat man auch im Winter vitaminreiche Kost.

Thymian braucht keine Düngung; die im April in den Frühbeetkasten gesäten Pflanzen werden Anfang Juni in einem Abstand von 15 x 15 cm ins Freie gepflanzt.

Pfefferminze gedeiht auf lehmigen Böden; die Wurzelschößlinge kauft man am besten beim Gärtner.

Baldrian liebt feuchte, kalkhaltige Böden.

Salbei bevorzugt sonnige, trockene Lagen.

Rhabarber benötigt für die im Frühjahr im Schatten gepflanzte Staude eine Fläche von 1 m^2. Die Stiele werden ab dem zweiten Jahr einfach herausgedreht. Zur weiteren Verbreitung kann man den Wurzelstock teilen und eine Hälfte neu einpflanzen. Wichtig sind ausreichende Düngung und Feuchtigkeit.

Des weiteren gedeihen im eigenen Garten: Estragon, Melisse, Kohl, Basilikum und Artischocke.

Zubereitung von Heilkräutern

Genauso wichtig wie das Sammeln, Trocknen und Aufbewahren sind die richtige Zubereitung, die richtige Applikationsform von Heilkräutern. Jede Krankheit braucht sozusagen ihr speziell zubereitetes Kraut. Manche Wirkstoffe werden durch Hitze zerstört, andere beim Kochen erst erschlossen. Mit am besten wirken Heilkräuter als Gemüse. Aber auch ein roher Salat enthält noch viele Vitamine.

Die häufigste Zubereitungsform ist wohl der *Tee*. Dieser sollte nur in Stein-, Porzellan- oder Glasgefäßen angerichtet werden. Kupfer, Messing und Eisen sind ungeeignet. In der Regel genügt ein Eßlöffel Kräuter für eine Tasse. Blätter und Blüten sollen nicht gekocht, sondern nur gebrüht werden. Bei 100° C werden nämlich viele Wirkstoffe zerstört. Deshalb ist auch der Tee – entgegen der landläufigen Meinung – bei weitem nicht die wirksamste Applikationsform.

Bei der *Abkochung (Absud)* wird die Pflanze in kaltem Wasser angesetzt und innerhalb einer halben Stunde zum Kochen gebracht. Anschließend zehn Minuten ziehen lassen und dann abseihen.

Beim *Aufguß (Infus)* wird die Droge mit kochendem Wasser überbrüht. Auch hier zehn Minuten ziehen lassen. Der Aufguß ist die klassische Art der Teezubereitung. Zum Süßen eignen sich Zucker und Honig. Da sich die wirksamen Bestandteile oft verflüchtigen, sollte der Tee rasch getrunken werden.

Beim *Kaltauszug (Mazerat)* wird die Pflanze einige Zeit in einer kalten Flüssigkeit (Wasser, Wein, Öl, Alkohol) aufgeweicht. Wichtig ist eine kühle Umgebungstemperatur. In der Regel genügt eine Einwirkzeit von 24 Stunden. Wichtig: alle zwei Stunden umrühren. Den Rückstand sollte man im Sieb nicht ausdrücken. Wichtig ist in diesem Zusammenhang folgendes: Verschiedene Teemischungen enthalten Komponenten, die teils als Kaltauszug, teils als Aufguß und teils als Abkochung zubereitet werden müssen. Am besten ist es natürlich, diese einzelnen Bestandteile entsprechend der Anweisung vorzubereiten und dann erst kurz vor dem Trinken zu mischen.

Ein *Extrakt (Extractum)* sollte der Fachmann herstellen. Die Droge (frisch, getrocknet oder als Saft) wird in einem Lösungsmittel (Wasser, Äther oder Weingeist) ausgezogen. Die Konzentration der Wirkstoffe dieser Lösung wird durch weitere Verdampfung erhöht. Ein Beispiel für dieses Auslaugen ist die Kaffeeherstellung. Bei den Extrakten unterscheidet man zwei Unterarten, nämlich flüssige und weiche. Bei den flüssigen (Fluid) Extrakten wird der Verdampfungsvorgang bereits bei schwächerer Konzentration abgebrochen. Weiche Extrakte sind hochkonzentriert und von breiiger Konsistenz.

Eine *Tinktur* (alkoholischer Auszug) ist eine gefärbte Flüssigkeit, die man durch Ziehenlassen von frischen Pflanzen in Alkohol gewinnt. Man sollte hier nur hochprozentigen Alkohol, Weingeist oder Kornbranntwein verwenden. Ein Teil Droge wird mit fünf bis zehn Teilen Flüssigkeit für zwei bis sechs Wochen in einer dickwandigen Flasche angesetzt. Die Lagerung erfolgt bei Raumtemperatur. Man sollte täglich kräftig schütteln und am Schluß abseihen. Anschließend kühl und dunkel lagern. Die Tinktur ist allerdings wegen der wirksamen Enzyme zum baldigen Verbrauch bestimmt. Die Anwendung darf nur tropfenweise und verdünnt erfolgen. In der Regel sollte die Herstellung einer Tinktur dem Fachmann überlassen werden.

Beim *Medizinalwein* wird die Droge (ganze Pflanze, Blätter, Rinde, Wurzeln) mit trockenem Weißwein oder hochwertigem Südwein angesetzt. Minderwertige Weine verderben nicht nur den Geschmack, sondern mindern auch die Heilwirkung. Für einen Liter Wein braucht man in der Regel 25 g Kräuter.

Bei der *Heilöl-Herstellung* wird die Pflanze meist einige Wochen in hochwertigem Olivenöl angesetzt. Es empfiehlt sich ein tägliches Schütteln sowie ein Abseihen am Ende der Prozedur. Das Öl wird manchmal innerlich, meist aber äußerlich zu Einreibungen verwendet. Da frische Pflanzen erfahrungsgemäß sehr schnell ranzig werden, sollte man in diesem Fall lieber getrocknete Kräuter verwenden.

Die *Saftherstellung* ist wohl jedem bekannt. Die Flüssigkeit wird durch Abtropfen des Pflanzensaftes oder durch Auspressen der Früchte, Stiele und Blätter gewonnen. Zerkleinerte Pflanzen können auch durch ein Sieb oder Tuch gequetscht werden. Ein Saft hält sich im Kühlschrank mindestens ein Jahr.

Der *Sirup* ist eine dickflüssige Lösung. Als Ausgangsmaterial dient die wäßrige oder weinhaltige Kräuterzubereitung. Die Droge wird je nach Rezept zehn Minuten gekocht und dann abgeseiht. Nach Zuckerzugabe nochmals kochen, und zwar so lange, bis die Lösung dickflüssig wird. Zur Sirupherstellung eignen sich Rhabarber, Pfefferminze und Himbeere.

Für ein *Pulver* muß man die getrockneten Pflanzenteile nur zerkleinern.

Ein *Pflaster (Emplastra)* ist eine halbfeste Aufmachung, die sich der entsprechenden Körperform anpaßt. Es enthält Harze, Fette und Wachse als Grund- und Trägersubstanz, der dann die eigentlichen Wirkstoffe (z.B. Arnika) beigemengt werden.

Die *Salbe (Unguentum)* ist ein kremiges Präparat, bei dem die aktive Substanz in Fetttröpfchen enthalten ist. Will man eine Salbe ausnahmsweise selbst herstellen, so gibt man zu 15 Teilen Salbengrundlage (z.B. Vaseline) einen Teil Tinktur. Nach gleichmäßiger Vermengung kann man die Salbe auf die Haut auftragen. Salben werden unter anderen mit Rosmarin und Lavendel hergestellt.

Für *Auflage und Wickel* nimmt man mehrfach gefaltete Tücher, die in Tee getaucht und auf die erkrankten Körperpartien gelegt werden. Die Anwendungszeit beträgt im Durchschnitt eine Stunde. Zur Erhöhung des Druckes und zum Schutz der Bettwäsche legt man mehrere Lagen sauberes Wolltuch darüber. Um Druckstellen zu vermeiden, ist ein faltenfreies Wickeln zu empfehlen. Nach Beendigung der Prozedur können die behandelten Körperstellen mit kaltem Wasser gewaschen werden.

Bei einem *Breiumschlag (Kataplasma)* wird die Pflanze zerquetscht, mit Wasser vermengt und zu einem Brei angerührt. Die so entstandene Masse streicht man auf die erkrankten Körperpartien und wickelt ein sauberes Tuch darüber. Die Droge regt dann lokal den Stoffwechsel der Haut an und wirkt außerdem nach Resorption auf den gesamten Organismus. Beliebt sind Bockshornklee- und Leinsamenumschläge; der Leinsamen wird vor der Anwendung in einem Säckchen zehn Minuten gekocht.

Eine weitere beliebte Anwendungsform sind *Inhalationen*. Meist beugt sich hierzu der Patient über einen großen Topf mit Kräutertee. Ein Tuch verhindert eine schnelle Verflüchtigung der Wirkstoffe.

Weitere, wenn auch seltene Anwendungsformen sind: Pomade, Paste, Mixtur, Spülung, Shampoo, Puder, Augentropfen und Klistier.

Inhaltsstoffe der Heilpflanzen

Die Heilpflanzen verdanken ihre Wirkung bestimmten Inhaltsstoffen. Diese Stoffe werden von den einzelnen Pflanzen gebildet, und zwar meist nur bestimmte Stoffe von einer bestimmten Pflanze. Etwas willkürlich kann man diese Stoffe unterteilen in solche mit Heilwirkung und solche mit giftigen Eigenschaften; fließende Übergänge zwischen beiden Gruppen sind möglich. Es kommt auch hier hauptsächlich auf die richtige Dosierung an. Auch ungiftige Pflanzen können bei zu langer und übermäßiger Einnahme Schäden verursachen. Natürlich kennt man bei weitem noch nicht alle Wirkstoffe; wichtig ist ja in der Praxis nicht unbedingt, warum eine Pflanze wirkt, sondern daß sie wirkt.

Sicher kann man mit Hilfe moderner Analysemethoden viele Wirkstoffe isolieren. Und dennoch: Verabreicht man einem Patienten diese Reinsubstanz beispielsweise in Tablettenform, so bleibt die erwünschte Wirkung oft aus. Warum? Die Antwort ist ganz einfach: Nicht nur der Hauptwirkstoff ist wichtig, nein, auch die vielen, abwertend oft unspezifisch bezeichneten Nebenwirkstoffe sind zur Erzielung eines bestimmten Effektes notwendig. Erst die Summe aller Inhaltsstoffe ergibt die heilende Wirkung. Daher scheitern auch so viele Versuche, die Pflanze zu vermarkten. Wie gesagt: Der Hauptwirkstoff ist ohne »seine« Nebenwirkstoffe oft wertlos. Auf die richtige Mischung kommt es an, und dies kann eben nur die Natur. Deshalb beschäftigt sich der folgende Abschnitt mit den einzelnen Inhaltsstoffen, die in den Pflanzen lagern.

Saponine (Seifenstoffe)

Diese Stoffe haben die Eigenschaft, wie Seife im Wasser zu schäumen. Ihre chemische Zusammensetzung ist den Glykosiden ähnlich. Kommen sie mit Blut in Berührung, dann erfolgt unter bestimmten Umständen eine Auflösung der roten Blutkörperchen; daraus erklärt sich, warum einige Saponine starke Blutgifte sind. Die Saponine der Sarsaparille beispielsweise wirken auch noch bei der Verdünnung von 1:100000 hämolytisch. Ein weiterer Effekt ist eine starke Schleimhautreizung. Medizinisch nutzt man die schleimlösende Wirkung dieser Stoffgruppe aus. Bei Überdosierung kommt es unter anderem zu Übelkeit und Erbrechen.

Glykoside

Diese Stoffe bestehen aus Zucker und einem nicht zuckerhaltigen Teil, dem sogenannten Aglykon. Unter Einwirkung von Enzymen, aber auch von Wasser, können die Glykoside in ihre Einzelkomponenten gespalten werden. Der Glykosidgehalt einer Pflanze hängt hauptsächlich von ihrem Alter ab. Am bekanntesten ist wohl das *Digitalisglykosid*; die herzstärkende Wirkung dieses Stoffes wurde im Jahre 1785 vom englischen Arzt Withering erstmals beschrieben. Seither sind die Stoffe des Fingerhutes aus der Medizin nicht mehr wegzudenken. Leider liegen hier Wirkung und Vergiftung (sogenannte therapeutische Breite) eng beieinander. Eine Überdosierung kann tödlich sein. Eine andere Gruppe, die *Anthrachinonglykoside*, findet hauptsächlich bei Erkrankungen des Verdauungstraktes Verwendung.

Alkaloide

Hier handelt es sich um stickstoff-, sauerstoff-, wasserstoff- und kohlenstoffhaltige »Abfallprodukte« des Pflanzenstoffwechsels. Viele Gifte gehören zu dieser Gruppe, beispielsweise das Atropin der Tollkirsche. In einer einzigen Pflanze kommen meist mehrere einander ähnliche Alkaloide vor. Unter chemischen Gesichtspunkten sind die Alkaloide kristallisierte, geruch- und farblose Stoffe mit relativ hohem Siedepunkt. Mit Apfel- und Zitronensäure bilden sie wasserlösliche Salze.

Ihre Eigenschaften und Wirkungen sind sehr genau erforscht. Medizinisch schätzt man sie wegen der blutdrucksteigernden, nervenanregenden und krampfstillenden Wirkung. Einige Alkaloide schmecken bitter, so Chinin, und werden deshalb Tonic-Wässern zugesetzt. Als erstes Alkaloid wurde übrigens *Morphin* (Morphium) aus Opium im Jahre 1804 isoliert. Dieser Stoff hat wegen seiner schmerzstillenden Wirkung einen Siegeszug ohnegleichen angetreten. Gegenwärtig kennt man ca. 1200 Vertreter der Alkaloide. Sie kommen in allen Pflanzenteilen vor. Der Alkaloidgehalt einer Pflanze ist bei Beginn der Blütezeit am höchsten. Die Wirkung bleibt auch nach Trocknung und längerer Lagerung erhalten.

Ätherische Öle

Aus chemischer Sicht sind ätherische Öle organische, flüssige Stoffe, die durch einen meist wohlriechenden, aromatischen, in manchen Fällen aber auch unangenehmen, ekelerregenden Geruch charakterisiert sind. Der Siedepunkt liegt sehr niedrig, so daß sich diese Stoffe schnell verflüchtigen. Es handelt sich hier um Abfallprodukte des Pflanzenstoffwechsels, die in den sogenannten Ölzellen abgelagert werden.

In der Pflanzenheilkunde nutzt man die desinfizierende und bakterientötende Wirkung dieser Stoffe aus. Daneben sind eine entzündungshemmende, schmerzlindernde und anregende Eigenschaft zu nennen. Ein Nachteil der ätherischen Öle ist, daß sie stark hautreizend wirken.

Bitterstoffe

Wie der Name schon sagt, schmecken die Vertreter dieser Gruppe sehr bitter. Chemisch gesehen stellen sie keine einheitliche Substanzklasse dar. In der Regel handelt es sich hierbei um ungiftige Stoffe.

Man schätzt die verdauungsfördernde, beruhigende und stärkende Wirkung der Bitterstoffe. Durch den bitteren Geschmack erfolgt außerdem eine deutliche Vermehrung des Speichelflusses aller Drüsen, auch der Darmdrüsen. Allerdings dauert es einige Tage, bis die Wirkung eintritt. Warum dies so ist, weiß man nicht. Wenn man die Bitterstoffe zur Verdauungsförderung einnimmt, dann sollte dies eine Stunde vor Nahrungsaufnahme geschehen. Ist dagegen eine verzögerte Magenentleerung das Ziel, dann muß die Zufuhr nach den Mahlzeiten erfolgen. Bei regelmäßiger Einnahme in kleineren Mengen tritt darüber hinaus eine Vermehrung der roten Blutkörperchen auf.

Gerbstoffe

Diese Substanzen sind stickstofffreie Phenolverbindungen, die sich in Alkohol und Wasser gut lösen. An der Luft verändern sich Farbe und Wirkungsspektrum. Wenn sie mit Eiweißkörpern zusammenkommen, dann verwandeln sie diese in eine feste Verbindung mit fäulnishemmender Wirkung. Daher leitet sich auch die früher bedeutende Rolle der Gerbstoffe in der Lederindustrie ab.

Medizinisch sind die stark zusammenziehenden Wirkstoffe dieser Substanzgruppe wichtig. Eine entzündlich vermehrte Durchblutung wird gedrosselt. Die Wundheilung beschleunigt sich. Innerlich schätzt man die Gerbstoffe, da sie die

Darmwand für Bakterien weniger durchlässig machen. Bei Entzündungen entziehen sie außerdem den Bakterien den Nährboden durch Ausfällen der Eiweißstoffe. Eine Überdosierung allerdings kann Magen-, Darmreizungen und schwere Leberschäden verursachen.

Schleimstoffe

Schleimstoffe gehen unter Wassereinfluß auf und gewinnen eine zähe, fadenziehende Konsistenz. Diese Eigenschaft hängt aber von Temperatur und Konzentration ab. Ein bekannter Vertreter dieser Gruppe ist das Pektin, das wohl jede Hausfrau als Geliermittel kennt.

In der Regel werden die Schleimstoffe zur Abschwächung der Wirkung anderer Stoffe eingesetzt, die vor Aufnahme in den menschlichen Organismus dann diese Schleimbarriere erst überwinden müssen. Schleimstoffe wirken darüber hinaus vor allem bei Schleimhautentzündungen der Atemwege und des Magen-, Darmtraktes. Daneben haben sie einen leicht abführenden Effekt. Sie wirken nämlich als »Gleitmittel« für den Darminhalt. Lokal stellen sie einen Schutz gegen mechanische Schädigungen, beispielsweise Schürfungen, dar. Leider werden beim Kochen viele Schleimstoffe zerstört; deshalb verwendet man hauptsächlich Kaltwasserauszüge.

Flavone

Flavus heißt auf deutsch gelb. Da bestimmte pflanzliche Phenolverbindungen Seide und Baumwolle gelb färben, nannte man sie Flavone. Flavone sind in der Regel geschmacklos und wasserlöslich.

Die medizinische Wirkung wurde zufällig entdeckt. Flavone sind herz- und kreislaufwirksam sowie krampflösend und wassertreibend. Sie helfen außerdem bei übermäßiger Kapillarbrüchigkeit, also bei zu starker Durchlässigkeit der kleinen Haargefäße.

Cumarine

Cumarine sind, wissenschaftlich ausgedrückt, Ester der Zimtsäuren; sie liegen in den Pflanzen meist als Phenol vor. Das Cumarin war einer der ersten Parfümstoffe.

Weitere, wenn auch seltenere Inhaltsstoffe sind: Kieselsäure, Inosit, Lecithin-Acetylcholin und Benzoesäure.

Heilpflanzenbäder

Zunächst gilt es, den allgemeinen Begriff »Bad« etwas genauer zu beleuchten. Im Sommer badet man gerne im kalten Wasser, um sich abzukühlen und zu erfrischen. In anderen Zeiten versucht man, mit Hilfe von wohlduftenden und schön gefärbten Zusätzen kosmetischen Vorteil aus dem Bad zu ziehen; und schließlich gibt es noch das Heilbad im medizinischen Sinn. In diesem Kapitel wollen wir uns ausschließlich mit den Heilpflanzenbädern befassen.

Bereits die alten Römer wußten um die heilende Wirkung eines Kräuterbades. Und bei uns erlebte das Badewesen nach einer langen Periode des Vergessenseins in den letzten Jahrzehnten eine Renaissance. Sobald eine neue Quelle gefunden und erschlossen wird, entsteht ein neues Bad. Als »Vater« der heilenden Badezusätze gilt Pfarrer Kneipp. Vor allem bei Warmwasserbädern wollte er selten auf heilende Kräuter verzichten.

Für den kritischen Leser stellt sich natürlich sofort die Frage nach der Wirksamkeit der Heilpflanzenbäder. Es wird nämlich vielerorts behauptet, diese Badezusätze dienten nur dem Hersteller, nicht aber dem Patienten. Es steht aber fest, daß schon reines Wasser aufgrund der mechanischen und thermischen Reize einen heilenden Effekt ausübt. Für die Wirksamkeit eines Badezusatzes ist entscheidend, daß dieser Stoff in die Haut eindringt und daß er über Resorption und Inhalation in den Organismus aufgenommen wird. Es gibt wissenschaftliche Untersuchungen von Parameter-Veränderungen bei einem bestimmten Bad im Vergleich zu einer

Kontrollgruppe. So wird nach einem Schwefelbad eine Veränderung der Nervenleitgeschwindigkeit festgestellt. Ein Fichtennadelbad führt zu einer deutlichen Erhöhung der Zahl der weißen Blutkörperchen.

Ein weiterer Einwand, man könne sich die Substanz ja auch einfach auf die Haut reiben und müsse dazu nicht in die volle Badewanne steigen, läßt sich mit folgender Überlegung entkräften: Durch Baden im warmen Wasser kommt es zu einer Erweiterung der Hautgefäße und demzufolge zu einer stärkeren Durchblutung; die Resorption des Stoffes durch die Haut wird dadurch erleichtert. Das ist auch der Grund, warum das Badewasser immer eine höhere Temperatur haben sollte. Diese muß natürlich individuell dem Badenden angepaßt sein. Generell gilt, daß für ältere Personen mit schwachem Herzen (Herzinsuffizienz) ein Vollbad mit einer Temperatur von zirka 36° C und einer Dauer von 15 Minuten meist die obere Grenze darstellt. Im Zweifelsfalle sollte man bei schwereren Erkrankungen immer vorher den Arzt fragen.

Heilpflanzenbäder bieten den Vorteil, daß sie von einem bestimmten Kurort unabhängig machen. Jeder kann die Kur bei sich zu Hause in der Wanne durchführen. Für den »Feiertags-Balneologen« stellt sich die Frage, welche Badezusätze er verwenden soll. Die Indikationen für bestimmte Krankheiten sind am Ende dieses Kapitels aufgeführt. Man sollte aber nicht nur den Inhaltsstoff, sondern auch der Applikationsform des Badezusatzes Aufmerksamkeit schenken. Von Badetabletten und Badesalzen, mögen sie auch noch so schön schäumen und sprudeln, ist abzuraten. Badeöle und Extrakte sind eindeutig vorzuziehen. Besonders eignen sich ätherische Öle, bei denen die Aufnahme durch die Haut erleichtert wird. Es ist auch vorteilhaft, die ganze Pflanze beziehungsweise die wirksamen (offizinellen) Teile dem Badewasser direkt zuzusetzen. Sicher ist mit der Aufbereitung eines Kamillenbades viel Mühe und Zeit verbunden, und die Blütenreste verstopfen manchmal die Rohre, aber nur so ist man sicher, keine Chemie, sondern reine Natur in der Wanne zu haben. Wenn man die Kräuter zusammenbindet oder in ein kleines Leinensäckchen einwickelt und 15 Minuten vor dem Badebeginn ins Wasser legt, verlieren sie nichts an ihrer Heilkraft.

Zu beachten ist der Unterschied zwischen Vollbad, Sitzbad, Teilbad und Umschlägen. Liegt eine allgemeine, das heißt generalisierte Schwäche oder Krankheit vor, so ist ein Vollbad vorzuziehen. Sitzbäder sind beispielsweise bei Erkrankungen im Analbereich (Hämorrhoiden) oder bei isolierter Erkrankung bestimmter Körperregionen (Fußbäder bei Durchblutungsstörungen) zu empfehlen. Feuchte Umschläge erzeugen ein Treibhausklima und erleichtern dadurch die Aufnahme des Wirkstoffes in erkrankte Hautpartien.

Insgesamt gesehen steckt die Heilpflanzenbäderkunde, die *Phytobalneologie*, noch in den Kinderschuhen. Wer sich intensiv damit befassen möchte, sollte sich das Buch von Bürgi, *Die Durchlässigkeit der Haut für Arzneien und Gifte,* beschaffen. Auch wenn es mittlerweile an verschiedenen Universitäten bereits Lehrstühle und Lehraufträge für *Balneologie* gibt, so bleibt sicher noch viel Pionierarbeit bis zum endgültigen Durchbruch dieses Faches zu leisten.

Im folgenden sind die wichtigsten Kräuterbäder, deren Zusätze und Heilanzeigen aufgelistet.

Baldrianbad
Baldrian wirkt beruhigend und schlaffördernd. Deshalb empfiehlt sich ein Vollbad bei Einschlafstörungen und Nervosität. Oft besteht die Gefahr, daß der Kranke bereits im

Bad einschläft. Für ein Vollbad nimmt man 250 g Tinktur oder 100 g Wurzeln.

Eichenrindenbad

Die Eichenrinde zeichnet sich durch eine lokal begrenzte, aber sehr intensive Gerbstoffwirkung (Tannin) aus. Hieraus ergeben sich auch die Indikationen. Die Eichenrinde wirkt hauptsächlich bei Entzündungen der Haut, zum Beispiel nässendes Ekzem, des weiteren bei Schweißfüßen und entzündlichen Augenkrankheiten. Dementsprechend werden Teilbäder und Umschläge, weniger Vollbäder empfohlen. Die Umschläge sollen dabei locker sitzen. Für die Dosierung gilt folgendes: eine Handvoll Eichenrinde mit 1 l Wasser auf die Hälfte einkochen und dann dem Teilbad zusetzen. Wem dies zu umständlich ist, der kann sich im Reformhaus gebrauchsfertige Extrakte kaufen.

Fichtennadelbad

Dieses Bad ist wohl das in unseren Breiten bekannteste. Am besten wirkt es, wenn man junge, hellgrüne, einjährige Triebe von alten Bäumen nimmt. Neben dem Nadelextraktbad gibt es noch das Rinden- und das Holzbad. Fichtenbäder regen die Hautnerven an und fördern den Hautstoffwechsel; sie beeinflussen das Gefäßnervensystem positiv. So kann man auch die Indikationen ableiten: rheumatische Erkrankungen und Nervenleiden. Zur Herstellung benötigt man 1 kg Nadeln, Holzspäne oder Rinde beziehungsweise 4 EL Öl. Nach dem Bad soll man eine Stunde ruhen.

Haferstrohbad

Es regt den Hautstoffwechsel an und fördert die Durchblutung; daher ist bei Hautkrankheiten, Durchblutungsstörungen, Erkrankungen aus dem rheumatischen Formenkreis und bei Nervenleiden ein Haferstrohbad hilfreich. Herstellung: 1 kg Haferstroh in einem Einwecktopf 45 min. lang kochen; hiervon 2 l einem Vollbad zusetzen. Fertige Präparate kann man auch kaufen.

Heublumenbad

Es ist bei Rheuma und Stoffwechselleiden angezeigt. 500 g Heublumen werden mit 5 l Wasser abgekocht und dem Vollbad zugesetzt. Ein Heublumensack dient als Auflage für erkrankte Körperpartien; hierzu wird ein Leinensäckchen mit Heublumen gefüllt und mit kochendem Wasser übergossen. Alles 15 min. ziehen lassen; anschließend überflüssiges Wasser abpressen. Zur Vermeidung eines unnötigen Wärmeverlustes soll man den Sack mit einem Gummituch abdecken. Die Größe des Heublumensackes muß dem zu behandelnden Körperteil angepaßt sein. Vorsicht: Verbrennungsgefahr!

Kalmusbad

Bei Erschöpfungszuständen, Nervenleiden, Stoffwechselstörungen und bei Anämie bringt es Erleichterung. Nach dem Bad, das am späten Vormittag genommen werden sollte, ist eine Ruhe von einer Stunde angezeigt. Zubereitung: 10 EL Wurzeln in 1 l Wasser abkochen; eine halbe Stunde ziehen lassen und dann dem Bad zugeben.

Kamillenbad

Die Kamille fördert die Heilung von Wunden und nimmt den Juckreiz bei Hämorrhoiden und Ekzemen. Außerdem besitzt die Kamille krampflösende Eigenschaften. Der Aufguß wird mit 100 g Blüten auf 2 l Wasser zubereitet. Beliebt sind aber auch Teilbäder und Umschläge sowie Dampfbäder bei Afterjucken. Letzteres bereitet man folgendermaßen: Auf den Boden eines Eimers werden Kamillenblüten oder Extrakt geschüttet und anschließend 3 l kochendes Wasser hinzugegeben; jetzt muß man sich nur noch darauf setzen.

Lavendelbad

Lavendel wirkt allgemein anregend und tonisierend. Daher auch die Indikation bei vegetativer Dystonie und klimakterischen Beschwerden. Der stark aromatische Geruch reizt die Riechnerven, was zu einer Fortleitung in vegetative Zentren der *Medulla oblongata* (verlängertes Rückenmark) führt. Die Zubereitung des Lavendelbades ist einfach: 100 g Kraut in einem l Wasser ziehen lassen. Nach dem Abseihen dem Vollbad zugeben.

Melissenbad

Die Melisse hilft bei Unruhe und Nervosität. 2 EL Öl in ein Vollbad geben.

Rosmarinbad

Der Rosmarin regt Kreislauf und Nervensystem an. Des weiteren ist ein Bad angezeigt bei Herzbeschwerden und rheumatischen Erkrankungen. Teilbäder empfehlen sich bei Gelenkverstauchungen. Das Bad ist am Vormittag zu nehmen. 75 g Rosmarinblätter werden in einem 3/4 l Wasser als Aufguß zubereitet und dann dem Vollbad zugesetzt. Für Teilbäder nimmt man entsprechend weniger.

Schafgarbenbad

Die Schafgarbe wirkt entzündungshemmend und krampflindernd. Hauptanwendungsgebiete sind Frauenleiden (Vaginal-Flour; *Parametropathia spastica*) und vegetative Dystonie. Meist nimmt man Sitzbäder, weniger Vollbäder. 250 g Schafgarbe werden 15 min. gekocht, dann abgeseiht und dem Bad zugesetzt.

Thymianbad

Die ätherischen Öle des Thymians werden über die Haut aufgenommen und anschließend durch die Atemwege wieder ausgeschieden. Daher die positiven Wirkungen bei Erkrankungen der Lunge und der Bronchien (Husten, Verschleimung, Lungenerweiterung). Einem Vollbad soll man 100 g Thymiankraut, das in 1 l Wasser abgekocht wurde, zugeben.

Wacholderbad

Bei Hautleiden, rheumatischen Erkrankungen, Ischias sowie bei Abgeschlagenheit indiziert. Für die Abkochung benötigt man 100 g Beeren auf 1 l Wasser.

Weizenkleiebad

Dieses Bad fördert den Stoffwechsel der Haut, ist deshalb also bei Dermatosen hilfreich. 250 g Weizenkleie werden in einem Leinensäckchen ins einfließende Badewasser gehängt.

Zinnkrautbad

Es regt ebenfalls den Hautstoffwechsel an. Verwendung daher bei Hautkrankheiten, Rheuma, Gicht, Thrombosen und Durchblutungsstörungen. Für ein Vollbad benötigt man 100 g Zinnkraut, das vorher kurz abgekocht werden sollte.

Heilpflanzen in der Kosmetik

Für die Menschen war es seit jeher wichtig, vorteilhaft auszusehen. Im 20. Jahrhundert ist das Streben nach Schönheit fast zum Religionsersatz geworden. Ein ansprechendes Äußeres wird oft gleichgesetzt mit Geld, Macht, Erfolg, teilweise auch mit charakterlichen Eigenschaften wie Sauberkeit und Ehrlichkeit. Mit der Schönheit ist es wie mit vielen anderen Dingen im Leben: Man bekommt sie nicht geschenkt, sondern muß etwas dafür tun. Das Aktivwerden für die Schönheit sollte nicht erst im hohen Alter, sondern bereits ab dem 30. Lebensjahr beginnen.

Viele Wege führen nach Rom, und viele Methoden fördern ein gutes Aussehen. Wer sich aber nur auf chemische Kosmetika verläßt, den wird die Ästhetik wohl eines Tages verlassen. Über Jahrtausende haben es die Menschen verstanden, nur mit natürlichen Mitteln auszukommen. Man denke beispielsweise an die Schönhcit einer Kleopatra, die sicher keine Chemikalien kannte. Und man schaue sich dann manchen überschminkten Teenager an, dessen Haut mehr von Nebenwirkungen wie Ausschlägen, Allergien und Ekzem als von anmutig wirkender Schminkc gekennzeichnet ist.

Naturlich wird man auch in der Kosmetik nicht ganz ohne Chemie auskommen. Aber auch hier kommt es auf die richtige, die ideale Kombination an. In dieser Absicht wurde das folgende Kapitel geschrieben. Die Natur bietet ungeahnte Möglichkeiten für ein ansprechendes Äußeres, deshalb wollen wir uns besonders mit der Pflanzenkosmetikkunde beschäftigen. Es ist sicher nicht einfach, die einzelnen Bestandteile mühsam zusammenzusuchen und die entsprechenden Kosmetika dann selber herzustellen. Viele pflanzliche Schönheitsmittel haben darüber hinaus nur eine sehr begrenzte Haltbarkeit. Außerdem wirken sie ausnahmslos nur bei wirklich genauer Beachtung der Rezepte. Aber es macht Spaß, sich selbst um die Schönheitsmittel zu kümmern, sie selber zu mischen und aufzutragen und schließlich Erfolg zu sehen. Und man hat darüber hinaus das beruhigende Gefühl, eben mit Natur und nur mit Natur jünger auszusehen.

Haare

Daß Haut und Haare ein Spiegel der Seele sind, ist eine alte Weisheit. Das Haar ist nur schön, wenn es regelmäßig gepflegt wird. Als Faustregel gilt, daß man seine Haare zweimal pro Woche waschen soll. Vor extremer Wärme (Sonnenstrahlen) und Kälte ist es zu schützen! Auch hier kommt es nicht nur auf äußere Pflege an, auch Schlaf und eine geregelte Lebensweise beeinflussen die Haarbeschaffenheit. Beim Speiseplan ist auf ausreichende Zufuhr von Spurenelementen (Kalzium, Jod, Eisen) und Kieselsäure zu achten.

Will man sich die Haare färben, so hält die Natur auch dafür Stoffe bereit. Zum Aufhellen eignet sich Zitronensaft; 1/2 Stunde einwirken lassen und dann mit reichlich Wasser nachspülen. Unterstützend hilft hier ein Aufguß von Thymian und Salbei. Eine Haarwäsche zur Dunkeltönung setzt sich folgendermaßen zusammen: 200 g Efeublätter sowie 100 g Walnußblätter eine halbe Stunde lang in wenig Wasser kochen und mit dieser dickflüssigen Masse das Haar zirka 15 min. waschen. Graue Haare kann man sich einzeln ausreißen. Ab einem gewissen Alter wird man dann aber dabei die Geduld verlieren. Es hilft hier eben nur das regelmäßige Färben.

Bei überschüssigen und lästigen Körperhaaren im Gesicht, an Armen und Beinen ist ein Rasieren fehl am Platze, denn die Haare wachsen sehr schnell wieder nach. Eine natürliche Enthaarungsprozedur wirkt tiefgreifender. 30 g Oliven- und 30 g Leinöl mischen; damit die Haut einreiben und darüber 500 g geschmolzenes Bienenwachs (2 mm dick) verreiben; darüber noch einmal ein mit Essigwasser getränktes Tuch legen. Beim ruckartigen Abreißen nach Erkalten des Wachses werden die Haare mit entfernt.

Auch gegen die lästigen Schuppen gibt es natürliche Methoden. Als Haarwasser eignet sich hier eine Mischung von Brennessel und Dost: jeweils 100 g in hochprozentigem Alkohol einlegen und einen Monat an der Sonne oder über einem Ofen stehen lassen; anschließend im Verhältnis 1:1 mit Wasser verdünnen und damit die Kopfhaut täglich einmassieren. Ein anderes, ebenso brauchbares Rezept: 100 g Buchsbaumblätter, 50 g Kletten- und 50 g Seifenkrautwurzeln 10 min. in 1 l Wasser kochen und damit zweimal täglich die Kopfhaut massieren.

Bei dünnem und feinem Haar hat sich eine Bierspülung bewährt. Die Nahrung sollte viel Spinat, Zwiebeln, Möhren und Knoblauch enthalten.

Für einen Haarfestiger mischt man jeweils 3 EL Huflattich, Eichenrinde, Brennessel sowie Schafgarbe und läßt das Ganze in 100 ml hochprozentigem Alkohol eine Woche stehen. Nach dem Abseihen ist der Haarfestiger fertig. Bei blondem Haar ist ein Kamillenfestiger vorzuziehen, den man ganz einfach herstellen kann: Kamillenblüten mit wenig Wasser aufkochen, nach dem Abseihen mit Zitronensaft mischen.

Haut

Wir wollen uns zuerst mit der Kosmetik der Haut allgemein befassen. Die junge Haut ist von Natur aus elastischer und geschmeidiger; im Alter sinkt der Flüssigkeitsgehalt, und kein Rezept der Welt kann dies verhindern. Man kann den Alterungsprozeß nur verlangsamen. Die Hautkosmetik fängt bei der richtigen Reinigung an. Sie darf nicht zu agressiv sein, um den Säuremantel nicht zu zerstören, aber sie darf auch nicht zu milde sein, damit Schmutz und Schadstoffe restlos entfernt werden. Die Pflege muß außerdem dem individuellen Hauttyp angepaßt sein. Wichtig für die richtige Hautpflege ist auch eine ausgewogene Ernährung: Alkohol, Nikotin und scharfe Speisen sind zu meiden.

Alle Hautpartien kann man mit frischem Saft von Garten- und Brunnenkresse reinigen. Zum Abschminken eignet sich eine Mandelmilch: In 100 g Rosenwasser werden 30 g süße Mandeln zerstoßen; abschließend noch 1 Messerspitze Meisterwurzpulver hinzufügen. Zur Stärkung der Haut dient eine Lotion der Römischen Kamille – 25 g Blüten auf 1/2 l kochendes Wasser; 10 min. ziehen lassen und abseihen. Stark geschwollene Hautpartien reibt man mit Maismehl, Kleie und Wasser ein. Gegen fette Haut helfen gehackte rohe Kohlblätter in wenig Olivenöl. Bei Akne ist neben der richtigen Ernährung – keine süßen oder scharfen Speisen, sondern Obst, Gemüse und Buttermilch – ein Kamillendampfbad (einmal pro Woche für 10 min.) wichtig. Anstelle von Kamille helfen auch Rosmarin, Salbei und Lavendel. Ist die Haut besonders kälteempfindlich – was sich an einer starken Rötung zeigt –, so sollten die betreffenden Hautpartien mit folgender Flüssigkeit bepinselt werden: 100 g Reissamen in 1 l Wasser kochen; nach dem Abseihen 50 g Zitronensaft dazumischen. Eine Altersrötung tritt meist an den Wangen auf. Ursache dafür ist eine übermäßige Erweiterung der kleinen Gefäße. Hier hilft folgendes Rezept: gleiche Teile Zypresse, Hamamelis und Roßkastanie mischen und ausreichend mit Weinbrand vermengen; diese Flüssigkeit soll man sowohl trinken als auch mit ihr die entsprechenden Hautstellen bestreichen. Eine Mixtur von 50 g Mandelöl, 25 g Brennesselsaft und 15 g Huflattichsaft hilft bei rissiger Haut.

Auch gegen einen Sonnenbrand kann man sich mit einem selbsthergestellten Sonnenöl schützen: 25 g Walnußschalen in 50 g Alkohol (80 %) 1 Woche ziehen lassen; anschließend je 25 g Olivenöl, Sonnenblumenöl und Leinöl zugeben; nach einer weiteren Woche ist die Mischung – kräftig umrühren – fertig. Vor jedem Sonnenbad damit die Haut einreiben.

Noch ein Wort zu den von manchen Frauen als lästig empfundenen Schwangerschaftsstreifen. Diese entstehen durch übermäßige Dehnung der Bauchhaut und des Unterhautgewebes während der Schwangerschaft. Sie sind meistens harmlos. Viele Frauen fühlen sich aber in ihren Freizeitaktivitäten durch die rötlichen, in einem späteren Stadium narbenförmig aussehenden Streifen gestört. Die Behandlung erfordert viel Geduld. Ein Breiumschlag aus Efeublättern zeigt vielleicht schon die gewünschte Wirkung: Eine Handvoll frischer Efeublätter kochen, zerquetschen und dann unter Druck einmal täglich für 15 min. auf die betroffenen Hautpartien legen. Andere Naturheiler empfehlen, die Kompressen mit einem Ackerschachtelhalm-Absud zu tränken: 20 g getrocknete Pflanze in 1/2 l Wasser kurz kochen lassen; vor der Applikation abseihen. Aber auch hier hat es keinen Sinn, die Schwangerschaftsstreifen mit aller Gewalt entfernen zu wollen. Vielleicht sind Gelassenheit und die Fähigkeit, sich mit den Gegebenheiten abzufinden, die beste Kosmetik – auch die beste Kosmetik für die Seele.

Gesicht

Die meiste Aufmerksamkeit bei der Schönheitspflege wird wohl dem Gesicht geschenkt. Ein übermäßig geschminktes

Gesicht muß aber nicht unbedingt ein gepflegtes Gesicht sein. Auch hier ist das Wissen um die richtige Anwendung der Kosmetika schon der erste Schritt zum Gepflegtsein.

Es gibt für das Gesicht eine Reihe von hervorragenden natürlichen Schönheitsmitteln. Für die Zubereitung eines Gesichtswassers eignen sich prinzipiell Fenchel, Gänseblümchen, Holunder, Kamille, Linde und Veilchen. Bei fahler und blasser Gesichtsfarbe hilft äußerlich Erdbeermilch: 100 g zerquetschte Walderdbeeren in Milch anrühren; die so entstandene Paste jeden Abend auf das Gesicht streichen. Lauchmilch (gleiche Teile Lauchsaft und Milch) hat dieselbe Wirkung.

Wer etwas Besonderes für sein Gesicht tun will, der soll es mit einer Gesichtsmaske versuchen. Diese Masken verfestigen sich und bewirken damit einen intensiveren Stoffaustausch. Aber auch Gesichtsmasken muß man regelmäßig anwenden, um eine dauerhafte Wirkung zu erzielen. Vor der Auflage ist die Haut gründlich zu reinigen. Augenbrauen und Hals bleiben frei. Die Einwirkzeit beträgt in der Regel eine halbe Stunde. Die Nachpflege mit einer Feuchtigkeitscreme ist dringend anzuraten.

Bei fetter Gesichtshaut eignet sich eine Brennesselmaske. Man braucht hierzu 4 EL Brennesselsaft und 3 EL Haferflocken; das Ganze gründlich mischen und dann einfach auftragen. Bei trockener Gesichtshaut verrührt man je 1 TL Rosmarinöl und Olivenöl mit 1 Eigelb und 1 TL Honig; vor dem Auftragen noch ein paar Spritzer Zitronensaft zugeben. Außerdem können Sie auch noch die zerriebene Frucht einer halben Avocado unterheben. Die Einwirkzeit beträgt hier 25 min.; anschießend mit lauwarmem Wasser gründlich nachspülen.

Gegen Falten empfiehlt sich folgende Nährcreme: 50 g Mandelöl, 25 g geruchlosen Lebertran, 10 g Lanolin mit 10 g geschmolzenem Bienenwachs mischen; 5 g Gurkensaft und 1 g Rosenöl zugeben; sobald diese Masse eine streichbare Konsistenz erreicht hat, damit abends die Gesichtshaut einmassieren; am nächsten Morgen gründlich abwaschen.

Krähenfüße, also die Fältchen in den Augenwinkeln, geht man am besten mit folgender Maßnahme an: den Schnee von mehreren Eiern mit 40 g Kaffeesatz mischen; auf der Haut eintrocknen lassen. Auch Augenringe können manchmal sehr häßlich sein. Wichtig ist hier in erster Linie eine geregelte Lebensweise. Viel Schlaf, viel frische Luft, wenig Streß, Alkohol und Nikotin! Augenbäder und Umschläge verleihen ein frisches und vitales Aussehen. Dazu 5 g Baumwollsamen, 5 g Süßholzwurzeln, 10 g Blutwurzwurzeln und 10 g blühenden Thymian mischen und in einer knappen Tasse heißem Wasser kurz ziehen lassen. Diese Bäder sollten möglichst warm genommen werden, eine passende Augenbadewanne kann man sich in jedem guten medizinischen Fachgeschäft kaufen.

Gegen Sommersprossen gibt es kein sicheres Mittel; am besten, Sie finden sich damit ab. Wer dennoch etwas unternehmen will, kann sich dreimal täglich den Saft einer frischen Zitrone auf die betroffenen Hautpartien streichen. Des weiteren sollen 50 g Meerrettich, fein zerrieben und in 1/4 l Milch gekocht, gute Dienste leisten; diese Prozedur muß man allerdings jeden Abend wiederholen. Wichtig: erst am nächsten Morgen abwaschen.

Weibliche Brust

Neben dem Gesicht ist es die weibliche Brust, die Aufmerksamkeit erregt, denn der Busen gilt als das Symbol der Weiblichkeit schlechthin. Auch wenn viele Frauen Probleme mit ihren Brüsten haben: Eine chirurgische Vergrößerung oder Verkleinerung kommt nur in Ausnahmefällen in Betracht. Es gibt aber viele natürliche Wege zu einer schönen, straffen und wohlgeformten Brust. Bei einer Wassermassage kann man zu 1 l Wasser den Saft einer halben Zitrone oder einen Eßlöffel Meersalz geben. Hierin einen Waschlappen tauchen und die Brust jeden Abend damit massieren. Eine Lotion zur Festigung des Busens hat folgende Zusammensetzung: jeweils 50 g Zypressenfrüchte, Walnußblätter, Eichen- und Feigenbaumrinde in 1/2 l Wasser aufkochen; anschließend abseihen und 1 Teil der Flüssigkeit abkühlen, den anderen erwärmen. In einminütigem Wechsel jede Brust damit sechsmal bestreichen. Allerdings muß man diese Prozedur über mehrere Monate durchführen.

Hände

Beim Gruß streckt man seinem Partner die Hand entgegen. Nicht nur aus der Art des Händedruckes (fest oder locker), auch aus der Beschaffenheit der Haut gewinnt man somit einen ersten, vielleicht sogar entscheidenden Eindruck. Bei harter körperlicher Arbeit ist es natürlich schwieriger, immer gepflegte Hände zu haben. Dennoch sollte es keine Ausreden geben. Einige Tips zur Handpflege wurden bereits bei der allgemeinen Hautpflege besprochen. Nikotinflecken an den Fingern entfernt man am besten mit reinem Zitronensaft. Bei glanzlosen Fingernägeln bestreicht man diese täglich mit einer Mischung aus 25 g Zitronensaft, 5 g Glycerin- und 1 g Benzoetinktur; wichtig: den Auftrag circa 30 min. einwirken lassen. Brüchige Fingernägel soll man täglich eine halbe Stunde lang mit folgender Mixtur behandeln: 30 g Rizinusöl mit 100 g Mandelöl mischen und die Fingernägel darin baden.

Heilpflanzen im Krankheitsfall

Der folgende Teil des Buches befaßt sich eingehend mit wichtigen Krankheitsbildern und den entsprechenden pflanzlichen Therapiemöglichkeiten. Dabei unterstützt der alphabetische Aufbau dieses Kapitels Sie in Ihren Bemühungen um schnelle und spezielle Information.

Die angegebenen Dosierungen beziehen sich auf einen Erwachsenen mit einem Durchschnittsgewicht von 75 kg. Bei Kindern ist eine entsprechende Dosisreduktion erforderlich. Als Faustregel gilt, daß ein zehnjähriges Kind 40 Prozent und ein fünfjähriges 20 Prozent der Erwachsenendosis benötigt. Diese Umrechnung ist aber nur eine grobe Richtlinie. Für genaue Angaben benötigt man eine Tabelle, die jeder Arzt griffbereit hat (vgl. hierzu auch »Pro und Kontra Selbstbehandlung mit Heilpflanzen«, S. 12, und »Anwendung von Heilpflanzen beim Kind«, S. 15).

Abszeß

Der Abszeß ist eine Eiteransammlung in einer durch krankhafte Vorgänge entstandenen, allseits abgeschlossenen Höhle. Mögliche Ursachen sind beispielsweise eingedrungene Fremdkörper. Charakteristisch dafür ist eine *Fluktuation* (Schwappen) bei Betasten. Nach »Reifwerden« bricht der Inhalt nach außen durch. Bei hartnäckigen Fällen muß der Chirurg mit einem kleinen Messerstich nachhelfen. Eine Sonderform ist der Schweißdrüsenabszeß, der vorwiegend in den Achselhöhlen vorkommt.

Durch Bockshornklee und Lehmauflagen wird die Reifung des Abszesses beschleunigt. Des weiteren helfen: Kompresse mit frischem Knoblauchsaft; Breiumschlag mit zerriebenen Blättern des schwarzen Holunders; Breiumschlag aus Leinsamen, vermischt mit bittersüßem Nachtschatten. Immer wiederkehrenden Abszessen begegnet man mit Rohkost sowie häufigem Aufenthalt im Freien bei Sonnenschein.

Ein Tee aus 20 g Wegwartewurzel, 20 g Engelwurz, 30 g Brennesselblättern, 15 g Wermutkraut und 10 g Wacholderbeeren – 2 TL in 1 Tasse kochendem Wasser 5 min. sieden und morgens und abends 1 Tasse trinken – leistet ebenfalls gute Dienste.

Akne

Diese Hauterkrankung entsteht meist auf der Basis einer vermehrten Talgbildung. Durch übermäßige Verhornung kommt es zur Verstopfung der Drüsenausführungsgänge mit Bildung von Mitessern, roten Knötchen und Eiterherden, im Spätstadium auch zur Narbenbildung. Bevorzugter Sitz sind Gesicht, Rücken und Brust. Mögliche Ursachen: falsche Ernährung, Hormonstörungen, Umwelteinflüsse und Eiterherde im Körperinneren (sogenannte Foci).

Die Behandlung erstreckt sich über einen langen Zeitraum und erfordert viel Geduld. Äußerlich kann man die kranken Hautpartien mit Absud von Arnika oder Großer Klette, mit frisch gepreßtem Kohlsaft oder einem Aufguß von wildem Stiefmütterchen zweimal täglich betupfen. Innerlich helfen Enzian, Kamille, Löwenzahn, Schlehe und Wermut. Weitere mögliche Zubereitung: 10 g Holunderblüten, 10 g Brennesselblätter, 40 g Birkenblätter und 20 g Schlehenblüten mischen und den Tee – jeweils 1 EL auf 1 Tasse Wasser – möglichst warm trinken.

Altern

Das Altern ist ein natürlicher Vorgang, der mit keinem Mittel der Welt aufgehalten werden kann. Dennoch gibt es Möglichkeiten zur Verlangsamung des Alterungsprozesses.

Wichtig ist eine richtige Ernährung mit vielen Vitaminen aus rohem Gemüse und frischem Obst. Als Geheimtip gelten Sanddornsaft, Ginsengwurzel und Eschentee. Gut wirkt auch eine Achtkräutermischung: Ackerschachtelhalm 10 g, Attich 10 g, Schafgarbe 20 g, Enzianwurzel 5 g, Brennesselblätter 20 g, Bibernellewurzel 5 g, Andornkraut 15 g und Bärlappsporen 10 g; 1 EL auf 1 Tasse; 10 min. kochen, davon zweimal täglich 1 Tasse trinken.

Anämie

Als Blutarmut oder Anämie wird die Verminderung des Blutfarbstoffes und des Gehaltes an roten Blutkörperchen bezeichnet. Die Ursachen sind vielfältig; zum Ausschluß bösartiger Krankheiten ist unbedingt eine fachärztliche Untersuchung notwendig.

Folgende Heilpflanzen eignen sich zur symptomatischen Therapie: Erdrauch, Luzerne, Brennenkresse, Spinat, Isländisch Moos, Wermut, Enzian, Mariendistel, Kalmus, Alant und Bibernelle. Täglich soll man außerdem viel frisches Gemüse und Obst essen. Des weiteren hilft ein Melissenwein: 10 g Blätter in 1/2 l Weißwein aufkochen, dann abkühlen lassen und abseihen. Regelmäßige Einnahme ist wichtig, und zwar zweimal täglich 1 Schnapsglas.

Angina tonsillaris

Dieses Krankheitsbild geht mit Rötung und Schwellung der Gaumenmandeln einher; auch eitrige Beläge können auftreten. Oft sind Schmerzen, Schluckbeschwerden und Fieber die Folge. Da gefährliche Folgekrankheiten (Nierenentzündung) vorkommen können, ist eine Behandlung beim Hausarzt erforderlich.

Heilpflanzen beschleunigen den Genesungsprozeß. Zum Gurgeln eignen sich folgende Kräuter: Malve, Hirtentäschel, Frauenmantel, Bibernelle und Immergrünblätter. Auch ein Quittenwein unterstützt die Heilung: 50 g Früchte, klein zerhackt, in 1/2 l Wein für eine Woche stehen lassen. Innerlich helfen Gänseblümchenaufguß und Sonnenblumentinktur.

Appetit

Sowohl übertriebener Appetit (Freßsucht) als auch Appetitlosigkeit sind krankhaft.

Als Appetitzügler eignet sich Baldrianauszug: 50 g Wurzeln in 1/2 l Wasser 24 Stunden stehen lassen; dann vor den Mahlzeiten jeweils 1 Schnapsglas trinken.

Zur Appetitsteigerung nehme man Mariendistel, Löwenzahn, Ehrenpreis, Hopfen, Enzian, Tausendgüldenkraut, Rhabarber, Wermut oder Faulbaum. Als Gemüse fördern Sellerie und Kapuzinerkresse den Appetit. Auch Stachelbeersaft, von dem man täglich dreimal 1 Glas vor den Mahlzeiten trinkt, leistet hier gute Dienste.

Arteriosklerose

Die Arterienverkalkung ist eine chronisch verlaufende Erkrankung des Gefäßsystems. Bevorzugt befallen werden Bein- und Hirnarterien; auch die Herzkranzgefäße können in Mitleidenschaft gezogen werden. Hauptrisikofaktoren sind erhöhter Blutdruck, Zigarettenrauchen und erhöhtes Cholesterin. Wirkt man der Erkrankung nicht rechtzeitig entgegen, so ist oft eine Amputation unvermeidlich.

Wichtig ist die richtige Ernährung. Vor allem eine hohe Fettaufnahme muß vermieden werden. Nach Ausschaltung der Grundkrankheiten eignen sich folgende Heilpflanzen: Brunnenkresse, Knoblauch, Hirtentäschel, Weißdorn, Quecke, Ackerschachtelhalm und Sonnenblume. Vor allem in südlichen Gegenden bevorzugt man den Olivenbaumabsud: 20 g getrocknete Blätter in 1/2 l Wasser kurz kochen lassen; täglich 3 Gläser davon trinken.

Arthritis

Dies ist eine entzündliche Erkrankung eines Gelenks oder mehrerer Gelenke; nicht zu verwechseln mit der Arthrose, einer degenerativen Gelenkabnutzung. Wohl am bekanntesten ist die primär chronische Polyarthritis, im Volksmund auch Gelenkrheuma genannt; sie geht oft mit schwerwiegenden Veränderungen innerer Organe einher.

Bei einem entzündeten, geröteten und geschwollenen Gelenk eignen sich Rizinusbreiumschläge und Thymiankompressen. Ebenso haben sich Gelenkwickel mit Zwiebel, Arnika und Johanniskraut bewährt. Innerlich hilft Rettich als Vorspeise. Des weiteren sind Sellerieaufguß, Seifenkrautabsud und Osterluzeiaufguß zu nennen.

Asthenie

Kraftlosigkeit, Schwächeerscheinung. Die Ursachen sind vielgestaltig. Eine Asthenie kann anlagebedingt sein, aufgrund falscher Ernährung oder bei schweren, meist bösartigen Erkrankungen auftreten. Zur Abklärung ist in jedem Fall eine fachärztliche Untersuchung angezeigt.

Wichtig ist ausreichende, hochkalorische Ernährung. Auch körperliche Bewegung ist unabdingbar. Innerlich eignet sich das Pulver des gelben Enzians sowie ein Lorbeerbaumaufguß. Auch Kraftweine und Säfte von Pflanzen mit hohem Vitamin-C-Gehalt sind zu empfehlen, vor allem Sanddorn.

Asthma

Hierunter versteht man meist das Bronchialasthma, eine anfallsweise auftretende Behinderung der Atmung. Ursache ist oft eine allergische Veranlagung. Der Asthmaanfall geht mit einer Verengung der kleineren Luftwege, Schleimhautschwellung und Absonderung eines zähen Schleims einher. Vor allem die Ausatmung ist erschwert. Wichtig ist, beim Anfall Ruhe zu bewahren und nicht zu heftig zu atmen. Eine ärztliche Behandlung (Desensibilisierung) ist unbedingt angezeigt.

Zur Linderung der Beschwerden eignen sich folgende Heilpflanzen: Huflattich, Baldrian, rundblättriger Sonnentau, Venuskraut, Melisse und Stechapfel. Täglich soll man auch einen warmen Knoblauchabsud aus 50 g Knoblauchzehen, die in 1/2 l Wasser 10 min. gekocht werden, trinken. Inhalationen der wilden Malve werden ebenfalls empfohlen; dazu 25 g getrocknete Blätter und Blüten in 1/2 l Wasser kurz aufkochen lassen.

Atemnot

Eine Atemnot (*Dyspnoe*) kann viele Ursachen haben: Verlegung der Luftwege, Lungenerkrankungen, Herzschwäche, Stoffwechselstörungen, Gehirnerkrankungen und schließlich schwerwiegende Veränderungen im Bauchraum.

Bei leichteren Formen helfen folgende Heilpflanzen: Hopfen, Johanniskraut, Weißdorn, Schafgarbe, Adonisröschen und Maiglöckchen.

Augenerkrankungen

Es gibt sehr viele Augenerkrankungen. Die häufigsten sind Lidrand- und Bindehautentzündung. Beim Gerstenkorn helfen Leinsamen- und Kamillenumschläge. Des weiteren sind generell folgende Pflanzen zu empfehlen: Spitzwegerich, Fenchel, Ringelblume, Kamille, Petersilie, Augentrost, Kornblume und Waldmeister. Französische Augenärzte schlagen ein Augenbad in folgender Mischung vor: 20 g Kornblumenblüten, 20 g Augentrostblüten, 15 g Spitzwegerichblätter und 5 g Steinkleeblüten. Alles in 150 ml destilliertem Wasser kurz kochen, dann 15 min. ziehen lassen und anschließend abseihen.

Bauchspeicheldrüsenschwäche

Diese – auch *Pankreasinsuffizienz* genannte – Erkrankung geht mit einer mangelnden Bildung von Verdauungssäften der Bauchspeicheldrüse einher. Wichtig ist hier besonders die richtige Diät, die vor allem kaum Fett enthalten sollte.

Anregend auf die Bauchspeicheldrüsenfunktion wirkt folgende Mischung: je 10 g Faulbaumrinde, Queckenwurzel, Tormentillwurzel, Brennesselblätter, Angelikawurzel, Wacholderbeeren, Tausendgüldenkraut und Melissenblätter. 1 EL davon auf 1 Tasse Wasser; kalt ansetzen und nur kurz aufkochen; zweimal täglich 1 Tasse warm zu sich nehmen.

Bettnässen

Ein *Enuresis* ist eine unwillkürliche Blasenentleerung speziell bei Kindern ab dem 4. Lebensjahr. Sie ist teils psychisch bedingt, bei 50 Prozent findet man aber auch organische Ursachen. Therapeutisch ist zum einen die Ausschaltung dieser Ursachen, zum anderen aber auch eine Aufarbeitung entsprechender Konflikte und liebevolle Zuwendung wichtig.

An Heilpflanzen wird man vor allem solche mit krampflösender, entspannender, beruhigender und entzündungshemmender Wirkung auswählen: Schafgarbe, Birke, Johanniskraut, Baldrian und Arnika. Eine Belladonnatinktur darf nur in Zusammenarbeit mit dem Arzt verabreicht werden.

Blähung
Diese Erkrankung, auch *Meteorismus* genannt, besteht in einer Luft- bzw. Gasansammlung im Darm oder in der freien Bauchhöhle. Mögliche Ursachen sind Darmverschluß, Verdauungsstörungen, Bauchfellentzündung, Herzschwäche und Lebererkrankungen. Die Behandlung muß sich nach den Ursachen richten!

Blähungswidrige Heilpflanzen sind: Fenchel, Kümmel, Lavendel, Linde, Majoran, Rosmarin, Wacholder, Wermut, Melisse und Rettich. Als Teemischung eignen sich: Kamille und Pfefferminze (je 20 g), Baldrian (15 g), Kalmus (10 g); 1 TL auf 1 Tasse siedendes Wasser, 1/2 Stunde ziehen lassen, täglich 3 Tassen trinken.

Blasenentzündung
Der Blasenkatarrh ist meist bedingt durch Bakterieneinwanderung von außen über die Harnröhre. Symptome sind Schmerzen beim Wasserlassen und häufiger Harndrang. Wichtig sind hier ein Warmhalten der Blasengegend sowie regelmäßige ärztliche Überwachung.

Im allgemeinen werden Heilpflanzen mit wassertreibender und desinfizierender Wirkung empfohlen: Ackerschachtelhalm, Bitterklee, Bohnen, Ehrenpreis, Eibisch, Kamille, Preiselbeere und Wacholder. Auch ein Holunderwein unterstützt den Heilungsprozeß. 50 g Rinde vom schwarzen Holunder werden mit 1 l heißem Wein angesetzt; 1 Woche ziehen lassen; abseihen. Davon täglich 1 Schnapsglas am Morgen trinken.

Bluthochdruck, arterieller
In der Bundesrepublik leiden rund 6 Millionen an einer *Hypertonie.* Nur durch regelmäßige Blutdruckkontrollen läßt sich diese anfangs symptomlos verlaufende Erkrankung

rechtzeitig erkennen. Sind bereits Folgeschäden aufgetreten (Durchblutungsstörungen, Sehstörungen, Nierenschäden...), ist es meist zu spät.

Bei schwereren Formen muß man sicher zu chemischen Medikamenten greifen. Wichtig sind salzarme Diät, Rauchverbot, Gewichtsabnahme, geregelte Lebensweise und ausreichend Bewegung. Unter den Heilpflanzen wirken blutdrucksenkend: Eisenhut, Ginseng, Knoblauch, Maiglöckchen, Oleander, Rosmarin und Weißdorn. Ein Knoblauchaufguß (10 g Knoblauch auf 20 ml Wasser, 1/2 Stunde kochen lassen, ausdrücken und abseihen) soll dreimal täglich (1 EL) eingenommen werden.

Bluterguß

Ein *Hämatom* (Bluterguß) ist eine Ansammlung von Blut im Unterhautzellgewebe oder in Weichteilen; Ursache sind meist Verletzungen, in seltenen Fällen können auch Blutgerinnungsstörungen (*Hämophilie*) zugrunde liegen.

Therapeutisch kommen kalte Wickel, Kompressen sowie Heilerdeauflagen in Frage. Zur Unterstützung dienen Rotlichtbestrahlungen und Massagen. An Kräutern helfen Zwiebel, Lein, Linde, Beinwell und Johanniskraut. Von einem Myrtenaufguß, bestehend aus 10 g Blättern auf 1/2 l siedendes Wasser, soll man täglich 1 Tasse trinken.

Blutreinigung

Der Begriff der Blutreinigung ist sehr weit gefaßt; Stoffe, die das Blut reinigen, verstärken die Lebens- und Abwehrfunktion des Gesamtorganismus.

Zur Blutreinigung ist Gemüse dienlich; an Heilkräutern sind zu nennen: Bärlauch, Löwenzahn, Holunderbeere, Brennessel, Vogelmiere, Fenchel, Wegerich und Salbei.

Eine Blutreinigungskur sollte im Frühjahr durchgeführt werden.

Blutung

Man unterscheidet äußere und innere Blutungen. Äußere Blutungen sind meist akut lebensbedrohlich und müssen sofort vom Arzt versorgt werden. Aber auch Sickerblutungen aus kleinen Gefäßen können sich auf Dauer summieren und zu erheblichem Blutverlust führen.

Folgende Heilpflanzen üben einen positiven Effekt aus: Wiesenknopf, Taubnessel, Eiche, Schlangenknöterich und rote Weinrebe.

Bronchitis

Die chronische Bronchitis (Luftröhrenentzündung) ist eine Volkskrankheit. Sie ist durch Husten und Auswurf gekennzeichnet. Krankheitsursache sind meist Inhalationsstoffe wie Zigarettenrauch oder Abgase.

Die Behandlung ist langwierig; innerlich helfen Tees von Bibernelle, Efeu, Eibisch, Eisenhut, Johanniskraut, Linde, Löwenzahn, Sonnentau, Spitzwegerich und Thymian. Auch ein Zwiebelsaft hat heilende Wirkung. Inhalationen von Eukalyptus udn Umschläge, beispielsweise mit Leinsamenmehl (30 g auf 1/2 l Wasser zu Brei kochen), fördern den Heilungsprozeß.

Brustschmerz

Diese auch *Mastodynie* genannte Erkrankung tritt meist vor jeder Monatsblutung auf; sie ist durch Schwellungen und Schmerzhaftigkeit der Brüste gekennzeichnet. Therapeutischer Angriffspunkt ist eine Dämpfung der Ausschüttung eines bestimmten Hormons aus dem Hypophysenvorderlappen.

Am besten eignet sich hierzu der Mönchspfeffer oder ein Aufguß von schwarzen Johannisbeeren: 15 g Blätter auf 1/2 l kochendes Wasser, 5 min. ziehen lassen und täglich 2 Tassen trinken. Außerdem kann man es mit einem Umschlag von feingeriebenen Karotten oder Himbeerblättern oder abgekochtem Ruprechtskraut versuchen.

Darmkatarrh

Bei einem Darmkatarrh liegt eine Entzündung beziehungsweise Schädigung der Darmschleimhaut vor. Ursachen sind falsche Ernährung, Bakterien, Viren, Störung der Darmflora oder eine allergische Veranlagung. Die Symptomatik besteht in Bauchbeschwerden, Durchfall, teilweise Erbrechen und Stuhlunregelmäßigkeiten. Da sich bei längerer Dauer Geschwüre der Darmschleimhaut bilden können, ist eine fachärztliche Untersuchung (Koloskopie, Kontrasteinlauf) angezeigt.

Neben Bettruhe und diätetischen Maßnahmen leisten folgende Heilpflanzen gute Dienste: Anis, Ehrenpreis, Eiche, Fenchel, Heidelbeere, Hundsrose, Kamille, Lavendel, Linde, Salbei, Tormentill und Weide. Bewährt hat sich auch eine Apfelkur: zweimal täglich reichlich geriebene rohe Äpfel essen. Ein Aufguß von jeweils 20 g Salbei, Pfefferminze, Kamille Odermennig und Brombeerblattern ist ebenfalls wirkungsvoll. Von dieser Mischung 2 TL auf 1 Tasse geben und vor jeder Mahlzeit zu sich nehmen.

Darmkrämpfe

Hierbei kommt es zu einem schmerzhaften Zusammenziehen des Darms, das anfallsweise auftritt und mit Schweißausbruch, Brechreiz und Erbrechen einhergeht. Ursache sind Entzündungen, falsche Ernährung, Erkältung, Vergiftung oder Wurmbefall. Auch eine rein psychische Ursache kommt vor.

Bei einem akuten Anfall ist die Gabe von *Spasmolytika* nicht zu umgehen. Unter den Heilpflanzen ist es vor allem die Tollkirsche, die bei Krampfzuständen hilft. Wegen der Vergiftungsgefahr ist die Anwendung allerdings dem Arzt vorbehalten. Weiterhin sind zu empfehlen: Baldrian, Kalmus, Kamille, Lein und Schafgarbe. Krampflösend wirkt auch eine Teemischung von jeweils gleichen Teilen Kamillenblüten, Tormentill und Gänsefingerkraut.

Darmparasiten

Bei den Parasiten des Verdauungstraktes unterscheidet man verschiedene Arten.

Bandwurm: Ein Befall mit Rinder- oder Schweinebandwurm ist relativ häufig. Man spürt oft nur unbestimmte Bauchbeschwerden, Schlappheit, Hungergefühl bei fehlender Gewichtszunahme und eventuell Übelkeit. Meist wird zufällig der Abgang von Wurmgliedern bemerkt.

Spulwürmer: Diese auch *Askariden* genannten Parasiten sind hauptsächlich bei Kindern anzutreffen. Bei schlechtem Gedeihen und ständigen Bauchschmerzen der Kinder ist immer an Askariden-Befall zu denken!

Madenwürmer: Die *Oxyuren* sind die häufigste Wurmart, meist tritt ein Befall der ganzen Familie auf.

Die chemischen Wurmmittel sind trotz gefährlicher Nebenwirkungen, vor allem bei Kindern, manchmal nicht zu umgehen. Unter den Heilpflanzen haben sich bewährt bei

Bandwurmbefall: Möhren, Wurmfarn, Kürbis, Reinfarn und Alant.

Spulwürmern: Wermut, Leinsamen, Löwenzahn, Silberdistel und Bärlauch.

Madenwürmern: Wermut, Leinsamen, Enzian, Löwenzahn und Zwiebel.

Vor einer Heilpflanzenkur sollte man den Darm mit Rizinus reinigen. Eine äußerliche Waschung mit 50 ml Leinöl, 250 ml lauwarmes Wasser zugegeben, hat wahrscheinlich keine direkte Wirkung auf die Parasiten.

Darmträgheit

Eine akute oder chronische Stuhlverstopfung kann viele Ursachen haben. Meist spielen falsche Ernährung und mangelnde Bewegung eine große Rolle. Da sich, wenn auch sehr selten, eine bösartige Erkrankung dahinter verbergen kann, ist immer eine fachärztliche Abklärung angezeigt.

Therapeutisch kommen neben einer Änderung der Lebensgewohnheiten und in Ausnahmefällen auch psychotherapeutischen Maßnahmen vor allem Heilpflanzen in Frage. Auf die Nebenwirkungen eines chronischen Gebrauchs von Abführmitteln muß wahrscheinlich nicht hingewiesen werden. Bei akuter Stuhlverstopfung wirken Rizinus, Rhabarber, Lein, Sennes und Brennessel. Gegen chronische Stuhlverstopfung nehme man Berberitze, Brennessel, Enzian, Fenchel, Gänseblümchen, Isländisch Moos, Knoblauch, Olive, Rhabarber, Rizinus, Schlehe, Sennes und Wermut.

Zur Darmentleerung leistet ein Absud des Einjährigen Bingelkrauts gute Dienste: 10 g Blätter auf 1/2 l siedendes Wasser, kurz kochen lassen, 3 Tassen davon in kurzen Abständen trinken.

Depression

Depressive Verstimmungen kommen in unterschiedlich starker Ausprägung vor und sind sehr häufig anzutreffen. Es gibt äußere, zum Beispiel durch persönliche Mißerfolge oder einen Todesfall in der Familie bedingte, und innere Ursachen. Depressionen sind oft von Schlafstörungen, Kopfschmerzen, Magen-, Darmbeschwerden und Herz-, Kreislaufbeschwerden begleitet.

Bei endogener Depression ist wegen der Selbstmordgefahr immer eine fachärztliche Behandlung angezeigt. Bei leichteren, kurz dauernden Verstimmungen helfen Hafer, Johanniskraut und Ginseng. Beruhigend wirkt auch folgende Teemischung: Rauwolfia 30 g, Weißdornblüten 25 g, Waldmeister 25 g und Wermut 10 g; vom Aufguß – 2 TL auf 1 Tasse Wasser – trinke man dreimal täglich eine Tasse.

Durchfall

Bei einer*Diarrhöe* wird reichlich dünnflüssiger Stuhl entleert. Ursache können Erkältungen, Erkrankungen der Darmwand, Infektionskrankheiten, Stoffwechselstörungen und Hormonstörungen sein. Falls eine *Diarrhöe* länger als zehn Tage dauert, muß der Arzt zu Rate gezogen werden.

Neben diätetischen Maßnahmen helfen folgende Heilpflanzen: Möhre, Hundsrose, Knoblauch, Ruhrwurz, Brombeere, Heidelbeere, Bohnenkraut und Spitzwegerich. Zusätzlich kann man Rhabarber, geriebenen Apfel und Hafer nehmen. Nach Abklingen der akuten Erscheinungen ist es ratsam, sich langsam mit Zwieback und Karottengemüse wieder an eine normale Ernährung zu gewöhnen. Als Geheimrezept gilt die Feigenwurst: 500 g Feigen mit dem Mixer zerkleinern, mit 10 g Sennesblätterpulver verkneten und anschließend formen. Die Wurst ist im Kühlschrank längere Zeit haltbar. Vor dem Frühstück soll man täglich ein Stück davon zusammen mit Spitzwegerich-Tee einnehmen.

Dysmenorrhöe (Gebärmutterkrämpfe)

Besonders junge Mädchen klagen über wehenähnliche, krampfartige Beschwerden im Unterleib zu Beginn der Regelblutung. Oft sind sie von Allgemeinsymptomen wie Kopfschmerzen oder Kreislaufkollaps begleitet. Organische Ursachen, beispielsweise Mißbildungen, müssen stets ausgeschlossen werden.

Unter den Heilpflanzen wirken entkrampfend, beruhigend und schmerzstillend: Tausendgüldenkraut, Tormentill, Schafgarbe, Schöllkraut, Ringelblume, Kamille, Alant, Baldrian, Efeu und Gänseblümchen. Mischen kann man auch jeweils 10 g Heidekrautblüten, Birkenblätter und Faulbaumrinde mit 25 g Kamillenblüten, Baldrianwurzel und Pfefferminzeblättern. Davon 1 EL auf 1 Tasse Wasser nehmen; 5 min. ziehen lassen; viermal täglich 1 Tasse trinken.

Dystonie, vegetative

Darunter versteht man eine Fehlregulation des vegetativen Nervensystems mit Funktionsstörungen am Kreislauf und Herzen. Die Symptomatik besteht in Herzklopfen, Unruhe, Schlaflosigkeit, Magendruck, Kopfschmerzen und Schwindelgefühl. Achtung! Meist ist dieses Krankheitsbild nur die Erscheinungsform für eine andere Grunderkrankung.

Es helfen folgende Heilpflanzen: Baldrian, Hopfen, Kamille, Pfefferminze, Weißdorn und Tausendgüldenkraut. Ein guter Nerventee enthält eine Mischung von gleichen Teilen Fieberklee, Baldrianwurzel und Pfefferminzeblättern. 1 Tasse vor dem Schlafengehen ist die richtige Dosierung.

Ekzem

Juckflechte. Das Ekzem kann sich in vielen Formen äußern. Es ist eine häufige, juckende, großflächige, schubweise auftretende entzündliche Hauterkrankung. Schleimhäute werden meist nicht befallen. Ursachen sind Abnützungserscheinungen, Allergien oder Sensibilisierung gegenüber bestimmten Mikroben. Eine Sonderform stellt das angeborene endogene Ekzem dar.

Therapeutisch sind eine reizfreie Diät und eine Regulierung der Lebensweise angezeigt. Äußerlich kann man die befallenen Hautpartien mit Saft oder Knoblauchsrauke oder Heidelbeerabsud betupfen.

Innerlich hilft der Silberdistelabsud. Man nimmt 10 g Wurzeln auf 1/2 l Wasser, läßt 15 min. kochen und trinkt täglich 2 Tassen. Außerdem helfen innerlich: Goldrute, Seifenkraut, Stiefmütterchen, Dorniger Hauhechel, Gemeiner Erdrauch und Wilde Möhre.

Bei nässendem Ekzem wirken vor allem Tormentill und Eiche.

Epilepsie (Fallsucht)

Eine Epilepsie kann angeboren oder – wie bei Hirntumoren oder nach Unfällen – erworben sein. Der typische große epileptische Krampfanfall kommt unvermittelt; er geht mit Bewußtseinsverlust, Hinstürzen, Atemstillstand und den charakteristischen Krämpfen der gesamten Körpermuskulatur einher. Manchmal tritt Schaum vor den Mund. Eine fachärztliche Abklärung und Behandlung sind unabdingbar.

Zur Verringerung der Anfallfrequenz und Abschwächung der Anfallsintensität eignen sich folgende Heilpflanzen: Kamille, Baldrian, Salbei, Steinbrech, Tausengüldenkraut und Kalmus. Bewährt hat sich auch eine Mischung von 1 Teil Pfingstrosenwurzel und 3 Teilen Salbei bzw. Wacholder; dieser Tee sollte regelmäßig jeden Morgen getrunken werden.

Erbrechen

Das Erbrechen kann viele Ursachen haben; oft ist es harmlos, beispielsweise nach Genuß verdorbener Speisen oder übermäßiger Mengen Alkohol. In vielen Fällen ist Erbrechen aber Hinweis auf eine schwerwiegende Erkrankung, unter anderen Blinddarmentzündung und Vergiftung. Ein Bluterbrechen mit roten oder schwarzen Beimengungen ist stets ein Alarmsymptom und bedarf fachärztlicher Abklärung. Therapeutisch steht hier oft die Sicherung der Vitalfunktionen und Einweisung in eine Klinik im Vordergrund.

Bei leichteren Formen sind bewährte Hausmittel: Baldrian-, Salbei-, Schafgarben-, Tausendgüldenkraut-, Pfefferminztee angebracht. Kindern gibt man Anis- und Fenchelabsud. Außerdem hilft ein Dillaufguß: 15 g Samen auf 1/2 l kochendes Wasser und 10 min. ziehen lassen. Auch der Absud von echtem Alant nützt, wenn man jeweils 1 Tasse bei Beginn der Übelkeit zu sich nimmt. Er wird folgendermaßen zubereitet: 5 g Wurzeln auf 1/2 l siedendes Wasser geben, 10 min. kochen und 5 min. ziehen lassen.

Erkältungskrankheiten

Diese Viruserkrankungen gehen mit verstärktem Nasenfluß, Kopfschmerzen und Nasennebenhöhleninfektion einher.

Therapeutisch kommen heiße Bäder, Inhalationen und Tees in Frage. Geeignet sind folgende Heilpflanzen: Veilchen, Fenchel, Fichte, Holunder, Kamille, Pfefferminze, Spitzwegerich, Primel und Salbei. Mischen kann man 2 Teile Huflattich und Spitzwegerichblätter mit 3 Teilen Veilchen und Hauhechelwurzel. Von dem mit Honig und Zitronen verfeinerten Tee – als Abkochung 1 EL der Mischung auf 1 Tasse Wasser – darf man reichlich trinken.

Fettleber

Bei der Fettleber kommt es zu einer vermehrten Neutralfettablagerung in den Leberzellen infolge einer gestörten Leberfunktion. Hauptursachen sind Über-, Mangel- und Fehlernährung, Alkohol, Stoffwechselstörungen (besonders

Zuckerkrankheit) und Sauerstoffmangel. Die Leber ist meist vergrößert und von derber Konsistenz. Mögliche Folgen können eine Schrumpfleber und ein völliges Ausfallen der Leberfunktion sein.

Wichtig ist vor allem ein Ausschalten der ursächlich schädigenden Stoffe. Neben der richtigen Diät und dem Genuß von Traubensaft hilft vor allem der Wermut. Bei Leberstauung kann man 1 Teil Kalmus mit jeweils 2 Teilen Berberitze, Odermennig und Andorn sowie 3 Teilen Schafgarbe mischen; von diesem Aufguß – 1 EL auf 1 Tasse – trinke man dreimal täglich eine halbe Tasse vor den Mahlzeiten.

Fettleibigkeit (Adipositas)
Ursache der Fettleibigkeit ist meist eine vermehrte Nahrungsaufnahme. Die Fettleibigkeit ist nicht nur ein Schönheitsfehler, sondern eine echte Krankheit; Diabetes, Gicht und hoher Blutdruck werden begünstigt. Da es außerdem zu einer starken Abnutzung der Gelenke und Knochen kommt, ist jedem Fettleibigen eine Gewichtsreduktion dringend nahezulegen.

Therapeutisch führt an einer verminderten Kalorienzufuhr kein Weg vorbei! Heilpflanzen haben verschiedene Angriffspunkte: Baldrian dient als Appetitzügler; für eine kalorienarme Diät eignen sich Äpfel, Trauben, Sellerie und Feldsalat. Die Galleabsonderung wird durch Löwenzahn gefördert. Wassertreibend wirken schwarze Johannisbeere, Fenchel, Oliven und Mädesüß; zum Abführen eignet sich der Faulbaum, die Wilde Malve und der Knorpeltang.

Zur Verminderung des Hungergefühls sollte man vor jeder Mahlzeit einen Apfel essen. Als Vorspeise sind auch die kalorienarmen Auberginen geeignet.

Darüber hinaus sollte man täglich 3 Tassen Odermennig-Tee wie folgt zubereiten und trinken: 15 g Blüten und Blätter in 1/2 l siedendes Wasser einstreuen, 10 min. ziehen lassen.

Fieber

Als Fieber wird eine Erhöhung der Körpertemperatur über 38° C bezeichnet, die verbunden ist mit Krankheitsgefühl, Appetitlosigkeit, Puls- und Atembeschleunigung sowie Kopfschmerzen. Die Ursachen sind meist Infektionen.

Fieber ist ein nützlicher Abwehrvorgang; deshalb sollte es nur dann bekämpft werden, wenn es zu hoch steigt, zu lange dauert oder den Organismus zu sehr schwächt. Fiebersenkende Wirkung haben folgende Heilpflanzen: Chinarinde, Weidenrinde, Veilchen, Stiefmütterchen, Preiselbeere, Bockshornklee und Berberitze. Für eine Abkochung kann man auch Tausendgüldenkraut, Enzianwurzel, Schafgarbe und Stechpalmenblätter, jeweils 1 Teil, mit 6 Teilen Weidenrinde mischen. Auch Ganzkörperwaschung mit kühlem Essigwasser oder Breiumschläge von Portulakblättern leisten gute Dienste.

Frostbeulen (Pernioses)

Rundliche, bläuliche, geschwollene, bei Erwärmung juckende und brennende Schwellungen. Blasen und *Nekrosen* (Absterben des Gewebes) können die Folge sein. Die Frostbeulen verschwinden meist in der warmen Jahreszeit. Bevorzugter Sitz sind Finger und Zehen.

Die Behandlung erfolgt rein äußerlich: eine Kompresse mit Möhrenabsud – dazu 50 g Blätter auf 1/2 l Wasser für 30 min. kochen lassen – sowie ein Breiumschlag aus Roßkastanien – 10 Kastanien in Wasser 30 min. kochen, zerdrükken und erkalten lassen, leisten gute Dienste. Man kann außerdem den rohen Saft von Zwiebeln aufpinseln beziehungsweise abgekochte Blätter von schwarzem Holunder auflegen.

Frühjahrsmüdigkeit

Der Begriff der Frühjahrsmüdigkeit ist in der Schulmedizin unbekannt; die Naturheilkunde erklärt sich diese Abgeschlagenheit nach den kalten Wintermonaten durch ein Fehlen von Vitaminen (vor allem Vitamin C). Durch eine Frühjahrskur wird der Organismus entschlackt, die eigenen Abwehrkräfte werden angeregt, und eine allmähliche Gewöhnung an die wärmere Jahreszeit setzt ein.

Es empfiehlt sich der Genuß von grünem Gemüse und vitaminreichen Säften. Auch Bäder und Bewegungsübungen an frischer Luft sind vorteilhaft. Innerlich eignen sich folgende Heilkräuter: Sauerklee, Brennessel, Sauerampfer, Erdrauch, Löwenzahn, Stachelbeere, Johannisbeere und Weintrauben. Frische Schalen von Äpfeln, und zwar 50 g auf 1/2 l Wasser, wirken oft wahre Wunder. Diesen Ansatz 30 min. ziehen lassen, abseihen und täglich 1/2 l trinken.

Fußschweiß

Ursache dieses unangenehmen Geruches ist nicht nur eine vermehrte Schweißproduktion, sondern auch mangelnde Hygiene.

Wichtig ist ein häufiges Wechseln des Schuhwerks und der Socken. Wann immer es möglich ist, sollte man barfuß laufen. Wechselbäder, vor allem in Kiefern- und Fichtennadelextrakt, leisten hervorragende Dienste. Außerdem kann man das Schuhinnere mit Ackerschachtelhalm- oder Salbeipulver bestreuen. Für andere ist ein Huflattichbad aus 50 g getrockneten Blättern, 10 min. in 1/2 l Wasser gekocht und anschließend gekühlt, der Geheimtip.

Gallenblasenentzündung (Cholezystitis)

Eine Gallenblasenentzündung ist meist mit einer Entzündung der Gallenwege verbunden. Ursachen sind zu 90 Prozent Gallensteine, des weiteren Blutvergiftung oder fortgeleitete Entzündungen von Leber und Darm. Symptome: Unverträglichkeit von fetten Speisen, Verdauungsbeschwerden, Gallenblasenkoliken. Bei einer Abflußbehinderung der Galle tritt eine Gelbsucht auf. DerVerlauf ist meist chronisch mit Schüben.

Therapeutisch empfiehlt sich Nahrungsabstinenz, Tee, Zwieback und Haferschleim. Bei starkem Fieber wird die Gabe von Antibiotika nicht zu umgehen sein. Bei Koliken kann man bis zum Eintreffen des Arztes heiße Umschläge mit Tausendgüldenkraut- oder Pfefferminztee auf die Gallenblasengegend legen. Des weiteren helfen bei Gallenblasenentzündung: Rettich, Bärlapp, Berberitze, Odermennig, Wermut, Bitterdistel, Dost, Löwenzahn, Gänseblümchen, Alant, Rosmarin, Quecke und Tüpfelfarn. Zur Verhinderung einer Gallestauung empfiehlt sich eine Mischung aus 5 g Kalmus, jeweils 10 g Berberitze, Odermennig und Andorn und 15 g Schafgarbe; davon 2 TL auf 1 Tasse nehmen und von diesem Aufguß täglich dreimal eine Tasse 1 Stunde vor dem Essen trinken.

Gallensteine

Die Gallensteine kommen bevorzugt bei übergewichtigen Frauen jenseits des 40. Lebensjahres vor. Erstsymptomatik ist meist eine Gallenkolik, ein plötzlich auftretender, starker, krampfartiger Schmerz im rechten Oberbauch, in den Rücken und in die rechte Schulter ausstrahlend. Auslöser sind Diätfehler, vor allem fette Speisen.

Bei einem akuten Anfall soll man sofort warme Kompressen, zum Beispiel Heublumen oder Moor, auf die betroffenen Körperpartien legen. Anschließend empfiehlt sich ein warmes Vollbad. Bei Wiederbeginn der Nahrungsaufnahme nach vier bis fünf Tagen nimmt man anfangs nur Tee, dann geriebene Äpfel oderMöhren zu sich. Über Hafer- und Reisschleim kann dann allmählich der Weg zur normalen Ernährung geebnet werden. Im anfallsfreien Intervall ist eine genaue ärztliche Untersuchung notwendig; eventuell wird man die Gallensteine operativ entfernen. Gallensteine bergen das erhöhte Risiko eines Gallenkrebses! Zur weiteren Behandlung eignen sich dieselben Heilpflanzen wie bei der Gallenblasenentzündung. Besonders heilsam ist der frische Rettichsaft, von dem man täglich 200 ml trinken soll.

Gebärmutterblutung

Darunter versteht man sowohl die zu starke und zu lang dauernde Monatsblutung als auch außerhalb der Reihe auftretende Zwischenblutungen. Ursache können Hormonstörungen, vor allem bei Beginn und am Ende der Geschlechtsreife, Entzündungen und Tumoren sein. In jedem Falle sollte zur diagnostischen Abklärung ein Frauenarzt zu Rate gezogen werden.

Zur unterstützenden Therapie eignen sich folgende Heilpflanzen: Vogelknöterich, Hirtentäschel, Mistel, Tormentill, Eiche, Ringelblume und Schafgarbe.

Gedächtnisschwäche

Unter Gedächtnis versteht man die Fähigkeit, sich Wahrnehmungen und Erlebnisse zu merken und zu erinnern. Erfahrungsgemäß ist es in der Jugend besser ausgebildet als im Alter. Ursachen einer Gedächtnisstörung können hirnorganische Erkrankungen, Arteriosklerose oder einfach Unaufmerksamkeit und Gleichgültigkeit sein.

Zur Gedächtnisstärkung dienen die sogenannten Schwedenkräuter, Aloe, Safran, Kampfer, Zitwer und Sennesblätter sowie ein Rosmarinaufguß: 30 g Sproßspitzen auf 3/4 l siedendes Wasser, 20 min. ziehen lassen, abseihen. Nützlich ist auch ein Melissenaufguß, 15 g blühende Sproßspitzen auf 1/2 l heißes Wasser, kurz ziehen lassen, abseihen. Wichtig ist hier eine kontinuierliche, länger dauernde Einnahme, beispielsweise täglich 2 Tassen über 4 Monate.

Gelbsucht (Icterus)

Bei dieser Krankheit hat man eine hell- bis dunkelgelbe Hautfarbe; Ursache ist eine erhöhte Konzentration des Gallenfarbstoffes im Blut. Es liegen Störungen der Leber oder der ableitenden Gallenwege vor. Eine ärztliche Abklärung ist unbedingt notwendig.

Neben Diät, Bettruhe und Wärme haben Heilpflanzen eine große Bedeutung. Vorzüglich geeignet sind: Erdbeerblätter, Anemone, Löwenzahn, Tausendgüldenkraut, Dost, Wermut, Erdrauch und Kerbel. Die Zubereitung eines Mäusedorn-Aufgusses geht folgendermaßen: 10 g Wurzel auf 1/2 l siedendes Wasser, 1 Stunde ziehen lassen und dann abseihen; regelmäßig trinken!

Gelenkrheuma

Die eigentliche Ursache des Gelenkrheumas, das auch chronische *Polyarthritis* genannt wird, ist unbekannt. Betroffen von dieser Krankheit sind inzwischen zirka 3 Prozent der Bevölkerung, in der Hauptsache Frauen. Typisch ist eine chronische, symmetrische Entzündung der kleinen Gelenke, besonders der Finger. Beim Gelenkrheuma handelt es sich aber um eine Systemerkrankung, so daß nicht nur die Gelenke, sondern auch Sehnen, Muskeln und innere Organe befallen werden.

Die Behandlung ist schwierig und langdauernd. Im akuten Stadium helfen Bettruhe, kühlende Umschläge und Cortison. Zur Dauertherapie eignen sich neben den sogenannten nichtsteroidalen Antirheumatika auch bestimmte Heilpflanzen: Löwenzahn, Klette, Wacholder, Berberitze, Besenginster, Bibernelle, Arnika, Brennessel, Birke sowie Beinwurz und die »Schwedenkräuter«. Eine gute antirheumatische Wirkung besitzt ein Gemisch von jeweils 2 Teilen Primel und Ringelblume mit 3 Teilen Veilchen und Spierstaude; den Tee (2 TL auf 1 Tasse) muß man einen halben Tag ziehen lassen, dann kurz aufkochen und dreimal eine Tasse nach dem Essen zu sich nehmen.

Gicht

Die Gicht beruht auf einer vermehrten Bildung beziehungsweise verminderten Ausscheidung von Harnsäure. Ein akuter Anfall manifestiert sich meist im Großzehengrundgelenk, etwa nach Eß- und Trinkexzessen. Das entsprechende Gelenk ist gerötet, geschwollen und stark schmerzhaft. Im weiteren Verlauf kann es zur chronischen Gicht kommen; die vermehrt anfallende Harnsäure lagert sich in kristalliner Form jetzt auch in der Haut und im Knorpel, beispielsweise Ohrmuschel, ab.

Bei einem akuten Anfall wird das Gift der Herbstzeitlosen, das *Colchicin*, verwendet; die Einnahme darf aber wegen der schweren Nebenwirkungen nur kurzfristig und unter ärztlicher Aufsicht erfolgen. Äußerlich kann man sich auf das schmerzende Gelenk einen Breiumschlag aus Blättern des schwarzen Johannisbeerstrauches oder der Hängebirke legen. Auch ein Waldkieferbad, 200 g frische Schößlinge, leistet gute Dienste.

Innerlich ist vor allem für eine verminderte Aufnahme von Harnsäure zu sorgen. Folgende Heilpflanzen sind geeignet: Wermut, Wacholder, Löwenzahn, Majoran, Bibernelle, Gänseblümchen, Schöllkraut, Mais, Kohl, Birnen, Schwarzwurzeln und Tomaten. Das Ausscheiden der Harnsäure wird durch einen Meerrettichabsud gefördert: 15 g Meerrettich auf 1/2 l Wasser, kurz kochen lassen und über 1 Woche täglich eine kleine Tasse auf nüchternen Magen trinken.

Grippe

Die Grippe ist eine fieberhafte Virusinfektion, die hauptsächlich die Luftwege befällt. Sie beginnt plötzlich mit Krankheitsgefühl, hohem Fieber, Frösteln, Rachenbeschwerden, Kopf- und Gliederschmerzen; Erbrechen, Leibschmerzen und Durchfälle treten hinzu. Bei unkompliziertem Verlauf bilden sich die Erscheinungen nach fünf Tagen zurück; manche Patienten erholen sich aber nur sehr langsam.

Zur Vorbeugung empfiehlt sich, größere Menschenansammlungen zu meiden sowie regelmäßige Abhärtung durch Sport und eine ausreichende Ernährung. Bei drohendem Grippebeginn nehme man ein heißes Bad und trinke ausreichend Holundersaft.

In der Rekonvaleszenz helfen: Kamille, Eisenhut, Holunder, Meerrettich, Primel, Veilchen und Lavendel. Ein Sauerkirschwein, hergestellt aus 500 g frischen Kirschen, in Rotwein gekocht und reichlich gezuckert, gilt als Geheimtip.

Gürtelrose (Herpes zoster)

Durch Entzündung der großen Hautnerven entstehen halbseitig im Innervationsgebiet gruppierte Bläschen auf gerötetem Grund. Diese Hautveränderungen sind von starken Schmerzen begleitet.

Therapeutisch greift der Hausarzt zu schmerzstillenden Mitteln und Vitamininjektionen (B_{12}).

Äußerlich kann man die Bläschen mit einem Aufguß von Bittersüßem Nachtschatten bepinseln. Innerlich helfen Borretsch und echtes Seifenkraut. Davon 20 g Wurzeln in 1/2 l Wasser 10 min. kochen, anschließend abseihen und trinken, so lange der Schmerz vorhanden ist.

Haarausfall

Der Haarausfall kann verschiedene, auch ernste Ursachen haben; abgesehen von der männlichen Glatze bedarf jeder Haarausfall einer fachärztlichen Ursachenforschung.

Zur äußeren Behandlung, dem Einreiben der Kopfhaut, sind folgende Heilpflanzen nützlich: Enzian, Lavendel, Kalmus, Rosmarin, Johanniskraut, Brennessel, Birke, Arnika, spanischer Pfeffer und Basilikumabsud. Das Wachstum der verbliebenen Haare wird durch das tägliche Massieren mit Thymianabsud – 40 g auf 1/2 l Wasser, 30 min. kochen lassen –, gefördert. Außerdem sollte man viel frische Brunnenkresse essen.

Hämorrhoiden

Die äußeren Hämorrhoiden sind vergrößerte Hautfalten im Analbereich, die inneren Hämorrhoiden stellen Erweiterungen der Venengeflechte dar. Die Beschwerden bestehen in Brennen, Jucken und Nässen. Beim Stuhlgang kommt es des öfteren zu Blutungen.

Therapie: Man muß versuchen, das Bestehen des chronischen Reizzustandes durch schmerzlindernde, juckreizstillende und entzündungswidrige Präparate zu beseitigen. Hierzu eignen sich kühlende Sitzbäder mit Kamille, Schafgarbe, Thymian, Petersilie und Holunderblütenzusätzen sowie Schwimmen.

Innerlich empfehlen sich Taubnessel, Königskerzen und Wasserpfefferaufguß: 15 g auf 1/2 l siedendes Wasser, kurz ziehen lassen, davon stündlich 1 EL einnehmen. Meist wird man es mit einer Kombination von innerlicher und äußerlicher Anwendung versuchen!

Harnwegsentzündung

Man unterscheidet Harnleiter, Blasen- und Harnröhrenentzündung. Ursachen sind meist äußere Infektionen, hervorgerufen durch Pilze und Bakterien; die Entstehung wird durch Kälte und Zugluft gefördert. Häufiges Wasserlassen, Schmerzen beim Wasserlassen und trüber Harn sind entsprechende Symptome.

Wichtig zur Vermeidung von Dauerschäden sind eine ärztliche Untersuchung und Behandlung. Wichtig sind auch äußere Wärmeapplikation sowie das Meiden von scharfen Speisen, Alkohol und Kaffee. An Heilpflanzen sind zu nennen: Ackerschachtelhalm, Bärentraube, Basilikum, Bockshornklee, Eiche, Kapuzinerkresse und Thymian. Ein Blasentee besteht aus gleichen Teilen Bärentrauben und Birkenblättern sowie Süßholz-, Queckenwurzel und Maisgriffel; 1 EL dieser Mischung auf 1 Tasse verdünnen und dann dreimal täglich trinken.

Heiserkeit

Eine Heiserkeit entsteht meist nach Überbeanspruchung der Stimme. Dauert sie länger als zehn Tage, ist eine fachärztliche Abklärung (Kehlkopfspiegelung) notwendig.

Neben Stimmschonung kann man den Absud von Odermennig, Königskerze und Brombeeren fünfmal täglich gurgeln. Innerlich eignen sich Rundblättriger Sonnentau und der Aufguß von Wildem Fenchel. Ein Meerrettichsirup, zerquetschte Meerrettichscheiben mit Zucker überstreuen, ist vor allem bei Kindern zu empfehlen. Ihnen gibt man davon 1 EL viermal täglich. Der auch bei Heiserkeit wirksame

Brusttee wird nach der Vorschrift des Deutschen Arzneimittelbuches folgendermaßen hergestellt: 1 Teil Veilchenwurzel, 2 Teile Königskerze und Anis, 3 Teile Süßholzwurzel, 4 Teile Huflattich und 8 Teile Eibischwurzel; 1 EL auf 1 Tasse als Abkochung; täglich mehrere Tassen möglichst warm trinken.

Herzinfarkt

Der Herzinfarkt beruht auf Verengung oder Verschluß der Herzkranzgefäße. Er äußert sich in einem starken Schmerz in der linken Brust. Bei geringstem Verdacht auf Herzinfarkt ist sofort die Klinik aufzusuchen.

Heilpflanzen spielen bei der akuten Behandlung keine Rolle. Wichtig ist nach überstandenem Infarkt eine Regulierung der Lebensweise; Streß, Aufregung und falsche Ernährung sind zu meiden. Unterstützend wirken hier: Baldrian, Arnika, Hopfen, Lavendel, Schafgarbe und Weißdorn. Den Weißdornaufguß bereitet man folgendermaßen zu: 10 g Blüten auf 1/2 l siedendes Wasser, kurz ziehen lassen und über längere Zeit 1 Tasse täglich trinken. Außerdem soll man viel Knoblauch und Äpfel (ungeschält) essen.

Herzmuskelschwäche (Herzinsuffizienz)

Eine Herzinsuffizienz ist die Unfähigkeit des Herzens – trotz eines ausreichenden venösen Angebotes –, den Körper ausreichend mit Blut und Sauerstoff zu versorgen.

Herzkräftesteigernde Wirkung haben: Arnika, Baldrian, Lindenblüten, Melisse, Pfefferminztee, Strophantus, Weißdorn und Zwiebel. Zur Herzstärkung dient auch folgendes Gemisch: 1 Teil Arnikablüten, 3 Teile Schafgarbe, 4 Teile Rosmarinblätter und 6 Teile Gartenraute und Berberitzenwurzel. Davon nimmt man 2 TL auf 1 Tasse Wasser und trinkt täglich über längere Zeit 1 bis 2 Tassen.

Herzstolpern

Der gesunde Mensch spürt seinen Herzschlag nicht; erst bei Herzjagen (mehr als 200 Schläge pro Minute) und zusätzlichen Herzschlägen (*Extrasystolie*) wird die Herztätigkeit fühlbar. Dies ist oft mit Schwindel, Schweißausbruch und starken Angstgefühlen verbunden. Treten diese Störungen zum erstenmal auf, dann ist eine fachärztliche Abklärung vonnöten.

Zur Behandlung eignen sich neben autogenem Training folgende Heilpflanzen: Baldrian, Hopfen, Melisse, Lavendel, Pfefferminze und Weißdorn. Ein altbewährtes Hausmittel, dessen Wirkung allerdings fraglich ist, besagt, daß man sich frische Blätter von echtem Lungenkraut auf die Herzgegend legen soll.

Hexenschuß (Lumbago)

Ein Hexenschuß beruht meist auf einer Nervenquetschung durch Bandscheibenvorfall. Bei erstmaligem, plötzlichem Auftreten kann unter Umständen eine Operation unvermeidbar sein.

Therapeutisch empfehlen sich Bettruhe, eine harte Unterlage und Wärmeapplikation.

Äußerlich eignet sich ein Breiumschlag von gekochten Kohlblättern, zerquetschtem Thymian und zerstoßenem Eisenkraut.

Innerlich kann man es mit Winterlindenabsud versuchen: 15 g Holz auf 1/2 l Wasser; 1/2 Stunde kochen lassen; innerhalb eines Tages trinken.

Hühneraugen

Hühneraugen sind eine Verhornung der Haut an Zehen, an der Außenseite des Fußes oder unter dem Fußballen. Die Ursache ist meist falsches Schuhwerk.

Zur äußerlichen Anwendung empfehlen sich erweichende und keratolytische Heilpflanzen: Der frische Saft von Schöllkraut, Zwiebeln und vom Feigenbaum muß viermal täglich aufgepinselt werden; auch die Anwendung eines Efeublätteraufgusses – Blätter vier Tage in Essig legen – muß meist über längere Zeit erfolgen.

Husten

Der Husten ist meist ein harmloses Symptom, dem eine Entzündung der Luftwege zugrunde liegt. Nur in Ausnahmefällen hat er pathologische Bedeutung.

Zur Bekämpfung des quälenden Hustens eignen sich folgende Heilpflanzen: Anis, Mandelbaum, Basilikum, Mistel, Wilder Fenchel, Veilchen, Thymian, Spitzwegerich und Bibernelle. Die gleichzeitige Gabe von schleimlösenden und auswurffördernden Zubereitungen, Abguß von Sellerie, Alant, Feigenbaum, Wilden Malven und Eberesche, empfiehlt sich. Auch eine Mischung von einem Teil Holunder und Lindenblüten mit 2 Teilen Veilchenwurzel und Alpenwegerichkraut sowie 6 Teilen Seifenkrautwurzel ist äußerst wirksam. Von der Mischung setzt man 2 TL auf 1 Tasse Wasser kalt an, läßt 12 Stunden ziehen, dann kurz aufkochen, und trinkt davon zweimal täglich 1 Tasse warm.

Insektenstiche

Gute Wirkungen weisen Auflagen von Zwiebel, Sauerampfer- und Holunderblättern, Petersilie und Zitrone auf.

Juckreiz (Pruritus)

Für den lästigen Juckreiz gibt es viele, meist harmlose Ursachen: mangelnde Körperhygiene, Hauterkrankungen, Hormonstörungen beziehungsweise Leber- und Nierenerkrankungen. In seltenen Fällen kann sich auch eine Leukämie (Blutkrebs) dahinter verbergen. Daneben gibt es auch noch den sogenannten *Pruritus sine materia*, also einen psychisch bedingten Juckreiz.

In der Regel sollte man sich auch hier um ärztliche Abklärung bemühen. Wichtig sind Hygiene (häufiges Wechseln der Kleidung) und richtige Ernährung, möglichst keine scharfen Speisen. Unter den wirksamen Heilpflanzen sind Pfefferminze und Kamille zu nennen. Man kann auf die betroffenen Hautpartien Karottenfleisch, Gurkensaft oder Mandelöl reiben. Des weiteren eignet sich zur äußeren Behandlung der Frauenmantelabsud: 20 g Blätter in 1/2 l Wasser 15 min. kochen und sich mit dieser Lösung mehrmals täglich waschen. Diese Prozedur hilft vor allem bei Juckreiz in der Gegend der Geschlechtsorgane.

Karies (Zahnfäule)

Hierunter versteht man eine Erweichung des Zahnschmelzes und der Zahnsubstanz, die in der Regel mit einer Braun- bis Schwarzfärbung verbunden ist. Ursache sind Bakterien. Für die Verhütung ist neben regelmäßigen zahnärztlichen Kontrollen die Kariesprophylaxe mit Fluorverbindungen unerläßlich. Wichtig ist vollwertige Kost, viel frisches Obst und Gemüse sowie Vitamine und Spurenelemente. Selbstverständlich sind Süßigkeiten zu meiden.

Auch Heilpflanzen können eine verantwortungsvolle Mundhygiene nicht ersetzen. Spezielle Empfehlungen gibt es nicht. Man kann es mit einem Blutreinigungstee versuchen: gleiche Teile Löwenzahn-, Süßholz-, Hauhechel-, Liebstöckel- und Queckenwurzel; 2 EL hiervon auf eine Tasse Wasser; als Abkochung zubereiten; jeweils vor dem Zahneputzen 1 Tasse trinken.

Kopfschmerzen

Dieses sehr häufige Symptom kann Ausdruck verschiedenartiger Krankheiten sein. Neben der echten Migräne gibt es noch den sogenannten *vasomotorischen* Kopfschmerz. Kopfschmerzen können aber auch von den Ohren, Augen, Nervenwurzeln und vom Mund-, Rachenbereich fortgeleitet sein. Aber auch Allgemeinerkrankungen (Infektionskrankheiten, Vergiftungen) sind als Ursache zu nennen. Schließlich stellt der *psychogene* Kopfschmerz eine eigenständige Form dar. Bei erstmaligem Auftreten und langer Dauer ist stets eine fachärztliche Abklärung anzuraten.

Da Tabletten keine Dauertherapie darstellen, wird man immer wieder zu Heilpflanzen greifen. Insbesondere zu Baldrian, Pfefferminze, Lavendel und Holunder. Man kann es auch mit dem Kneippschen Nerventee versuchen: 7 Teile Baldrianwurzel, 3 Teile Gänsefingerkraut und jeweils 1 Teil Hopfenzapfen, Melissenblätter, Pomeranzenschalen und Lavendelblüten. Für den Aufguß benötigt man 2 TL auf 1 Tasse Wasser. Zweimal täglich eine Tasse zu sich nehmen.

Krampfadern (Varizen)

Man muß hier zwischen den sogenannten primären Varizen, einer angeborenen Bindegewebsschwäche, und den sekundären Krampfadern, dem Zustand nach einer Venenentzündung, unterscheiden. Neben einem kosmetischen Problem stellen die *Varizen* auch eine echte Krankheit dar; im Extremfall kann es zu einem offenen Bein (*Ulcus cruris*) kommen.

Therapeutisch empfiehlt sich folgende Reihenfolge: viel Bewegung; Beine hoch lagern; Stützstrümpfe; Varizenverödung; Operation. Unterstützend eignen sich auch viele Heilpflanzen. Innerlich: Roßkastanie, Schafgarbe, Steinklee und Haselnuß. Des weiteren kann man gleichzeitig die Beine in Löwenzahnabsud baden. Herstellung: 40 g auf 1/2 l Wasser; kurz kochen; abseihen.

Krämpfe (Koliken)

Darunter versteht man krampfartige Leibschmerzen, die auf dem schmerzhaften Zusammenziehen eines Hohlorgans beruhen. Oft sind sie mit starkem Krankheitsgefühl, Brechreiz und Schweißausbruch verbunden. Man unterscheidet Gallen-, Nieren-, Blasen-, Darm- und Magenkoliken. Im akuten Anfall ist immer der Arzt zu rufen.

Innerlich sind *spasmolytische* Heilpflanzen geeignet: Süßholz, Pfefferminze, Anis und Basilikum. Man kann es auch mit einer Weißdorntinktur versuchen: 10 g Blüten und Früchte zwei Wochen lang in 50 ml hochprozentigem Alkohol ziehen lassen; abseihen; in Tropfen täglich als Dauertherapie einnehmen.

Krätze (Skabies)

Die Krätze ist eine durch Milben verursachte, leicht übertragbare Hauterkrankung. Man findet winkelig geknickte Gänge mit einer weiblichen Milbe am Ende der Oberhaut sowie stark juckende Knötchen und Pusteln. Der Erregernachweis erfolgt mikroskopisch.

Wichtig ist ein häufiges Wechseln der Kleidung; außerdem muß man auf peinliche Hygiene achten. An Heilpflanzen helfen äußerlich: Faulbaum, Feldthymian, Braunwurz und Schafgarbe. Zubereitung: 10 g feingehackte Wurzeln mit 20 g Schweineschmalz mischen; auf die erkrankten Hautpartien auftragen. Dennoch werden chemische Mittel in vielen Fällen nicht zu umgehen sein.

Kropf (Struma)

Die Schilddrüsenvergrößerung beruht in den meisten Fällen auf einem Jodmangel. Sie ist nicht nur kosmetisch störend, nein, manchmal kommt es zu Hormonstörungen oder zu einem mechanischen Zusammendrücken der Luftröhre. Vor der Operation empfiehlt sich ein Behandlungsversuch mit Hormontabletten.

An Heilpflanzen ist hier wegen des Jodgehaltes hauptsächlich der Blasentang zu nennen. Man kann es mit einem Breiumschlag, frische Algen abkochen, versuchen; diese Wirkung ist aber auch in der Naturheilkunde nicht unumstritten.

Läusebefall

Bei den Läusen handelt es sich um bis zu 3 mm lange Insekten mit stechend-saugenden Mundwerkzeugen. Man unterscheidet Kleiderlaus, Kopflaus und Filzlaus. Letztere findet sich vorwiegend an den Schamhaaren, nur hin und wieder an Augenbrauen und Wimpern.

Wichtig ist hier vor allem ausreichende Hygiene. Die betreffenden Körperhaare sollte man nach Möglichkeit rasieren. Wer es mit Heilpflanzen versuchen will, der kann die entsprechenden Stellen mit Feldritterspornpulver und zerriebenem Insektenkraut bestreuen. Außerdem eignet sich ein Lavendelessig. Dazu benötigt man: 50 g blühende Sproßspitzen; diese circa drei Wochen in 1/4 l Essig einlegen; mehrmals kräftig schütteln und hiermit die entsprechenden Körperregionen mehrmals täglich bestreichen.

Leber

Die Leber ist die größte Drüse des menschlichen Körpers. Sie stellt in gewisser Hinsicht ein zentrales Entgiftungslabor dar und sondert die Galleflüssigkeit ab. Das Gewicht beträgt circa 1500 g.

Leberkrankheiten gibt es viele. Eine der wichtigsten ist wohl die Leberentzündung (*Hepatitis*). Daneben gibt es noch die Leberzirrhose; diese Leberverkleinerung ist meist auf einen übermäßigen Alkoholgenuß zurückzuführen.

Generell sind folgende Heilpflanzen bei Lebererkrankungen wirksam: Schöllkraut, Silberdistel, Hirschzunge, Braunwurz und Weißer Senf. Besonders ist aber die Mariendistel hervorzuheben. Vom Aufguß sollte man jede Stunde einen kleinen Schluck trinken: 8 g Körner in einer kleinen Tasse Wasser 12 Stunden einweichen; kurz aufkochen und abseihen.

Leukämie

Diese Erkrankung geht mit einer vermehrten Bildung von atypischen und unreifen Vorstufen der weißen Blutkörperchen einher. Diese verdrängen das normale blutbildende Knochenmark; eine Blutarmut (*Anämie*) ist die Folge. Des weiteren kommt es zur Infiltration von Leber und Milz.

Bei der Leukämie unterscheidet man zwei Formen: die akute Verlaufsform mit einer Überlebenszeit von durchschnittlich 6 Monaten sowie eine chronische Form; damit kann der Patient nach Sicherung der Diagnose noch bis zu 25 Jahre leben.

Die akute Leukämie ist stets Sache des Facharztes (Internist oder Onkologe). Bei den chronischen Formen leisten Heilpflanzen, beispielsweise die Mistel, gute Dienste. Aber auch hier bleibt die Behandlung stets dem Fachmann vorbehalten.

Luftschlucken (Aerophagie)

Das unbewußte, krankhafte Luftverschlucken kann bei neurotischen oder psychiatrischen Störungen auftreten; in manchen Fälen ist es auch Ausdruck einer echten Magenerkrankung.

Bei schwerwiegenden Verlaufsformen wird man ohne fachärztliche Behandlung nicht auskommen. Aus pflanzenheilkundlicher Sicht kann man es mit Anissamen, Basilikumkraut, Süßholz und Gamander versuchen. Von einem Anislikör, den man problemlos herstellen kann – 100 g Samen drei Wochen in 1 l hochprozentigem Alkohol ziehen lassen, abschließend 1 Pfund Zucker hinzugeben und abfiltern –, sollte man über längere Zeit 1 Schnapsglas nach den Mahlzeiten einnehmen.

Lungenentzündung

Die Lungenentzündung wird meist durch Bakterien hervorgerufen. Begünstigend wirken Unterkühlung, Bettlägerigkeit sowie auszehrende Erkrankungen. Symptome bestehen in Atembeschwerden, Fieber und Abgeschlagenheit.

Bei einer akuten Lungenentzündung ist die Klinikeinweisung unumgänglich! Unterstützend wirken in der Nachbehandlung folgende Heilpflanzen: Thymian, Veilchen, Lungenkraut, Holunder, Kapuzinerkresse und Engelwurz.

Lungenerweiterung (Emphysem)

Das Lungenemphysem beruht auf einem vermehrten Luftgehalt der Lungenbläschen. Die Ursache liegt manchmal in einer angeborenen Schwäche des Lungengewebes; weitaus häufiger sind aber vorausgegangene Schäden (Lungenentzündung) und Atemhindernisse (Asthma, chronische Luftröhrenentzündung) dafür verantwortlich. Bei dieser Erkrankung wird das Herz unnötig belastet, deshalb ist eine Dauerbehandlung angezeigt.

Die innerlich helfenden Heilpflanzen sind: Weißtanne, Andorn, Salbei, Huflattich und Knoblauch. Darüber hinaus empfiehlt sich eine Inhalation mit Betonienabsud: 20 g Blätter und Wurzeln auf 1/2 l Wasser; kurz kochen lassen.

Lungenödem (Lungenwassersucht)

Bei akutem Krankheitsbild ist die sofortige Einweisung in ein Krankenhaus notwendig. Bei der Dauerbehandlung helfen hier dieselben Medikamente wie bei Herzschwäche.

Magengeschwür (Ulcus ventriculi)

Das Magengeschwür äußert sich in Druck- und Völlegefühl, Aufstoßen, Erbrechen und Schmerzen im Oberbauch. Diagnostisch wird man um eine Magenspiegelung (Magenschlauch) nicht umhinkommen. Mögliche Komplikationen sind Blutung, Durchbruch oder Entartung.

Der Arzt wird es anfangs immer mit konservativen Methoden versuchen. Bei Erfolglosigkeit ist allerdings eine Operatio nicht zu vermeiden. Für die Behandlung ist außerdem eine Regulierung der Lebensweise oder Verzicht auf Nikotin und Akohol sowie scharfe Speisen und Getränke zu empfehlen. An Heilpflanzen sind Lein, Kalmus, Kamille, Eichenrinde und Melisse zu empfehlen. Von einem Beinwellaufguß – 100 g Wurzeln auf 1 l Wasser, kurz erhitzen und 24 Stunden ziehen lassen – sollte man täglich mehrere Tassen trinken.

Magenschleimhautentzündung (Gastritis)

Der akute Magenkatarrh ist meist auf übermäßigen Alkoholgenuß, die Aufnahme von verdorbenen Speisen oder Nikotinmißbrauch zurückzuführen. Die Beschwerden bestehen in Druck- und Völlegefühl, Sodbrennen, Widerwillen gegen Speisen und manchmal Erbrechen.

Bei akuter Gastritis hilft Kamillen-, Pfefferminz- und Malventee. Bei einer chronischen Entzündung wird man sich wahrscheinlich einer Magenspiegelung unterziehen müssen.

Magenkrebs

Der Magenkrebs hat, wenn er nur auf die oberen Schichten der Magenwand begrenzt ist, eine gute Prognose. Sind allerdings die ganze Magenwand und vielleicht auch noch benachbarte Organe befallen, dann ist die Überlebenschance geringer. Man muß sich in jedem Fall in fachärztliche Behandlung begeben. Eine Eigenbehandlung mit Heilpflanzen wäre fehl am Platze.

Magenkrämpfe

Bei Magenkrämpfen empfehlen sich Heilpflanzen mit spasmolytischen Inhaltsstoffen: Anis, Baldrian, Basilikum, Kamille, Lavendel, Melisse und Schafgarbe. Krampflösend wirkt auch folgende Teemischung: 2 Teile Gänsefingerkraut und 1 Teil Tormentill-Wurzel und Kamillenblüten; hiervon 2 TL für eine knappe Tasse; als Abkochung zubereiten; bei Bedarf bis zu 5 Tassen täglich trinken.

Magerkeit

Man muß hier unterscheiden zwischen der Magerkeit, die auf organische Ursachen (beispielsweise verminderte Ernährung bei Speiseröhrenkrebs) zurückzuführen ist, und einer psychisch bedingten Magersucht (*Anorexia nervosa*). Die Folgen sind immer dieselben: Gewichtsabnahme, Abgeschlagenheit, Leistungsschwund und vermehrte Krankheitsanfälligkeit. Eine genaue Ursachenforschung ist in jedem Fall anzustreben.

Bei der *Anorexia nervosa* ist in den meisten Fällen eine psychosomatische Behandlung nützlich. Findet man keine richtige Ursache für die Magerkeit, so kann man es mit appetitanregenden und verdauungsfördernden Heilpflanzen versuchen: Bockshornklee, Kümmel, Kalmus, Hopfen, Knorpeltang und Wermut leisten gute Dienste. Als Aperitif nehme man vom Enzianwein: 5 g zerriebene Wurzel 1 Woche in

1/2 l Wein ziehen lassen; 1 Orangenschale beifügen und abseihen; vor jeder Mahlzeit 1 Weinglas.

Menstruation (Regelblutung)

Die monatliche Regelblutung der Frauen beginnt meist im Alter von 13 Jahren und hat normalerweise einen Abstand von 28 Tagen. Während der Menstruationsblutung findet die Abstoßung der Gebärmutterschleimhaut statt.

Junge Frauen mit schwereren Störungen sollten immer den Frauenarzt aufsuchen. Meist sind hier Hormonbehandlungen erforderlich. Von den Heilpflanzen eignen sich folgende:

bei zu starker Blutung: Sauerdorn

bei zu geringer, fehlender und seltener Blutung: Ackerschachtelhalm, Andorn, Gänsefingerkraut, Bibernelle, Johanniskraut, Ringelblume, Rosmarin und Schafgarbe.

Milchschorf

Hierunter versteht man eine juckende, schuppende, nässende Krustenbildung der Gesichtshaut, insbesondere bei Säuglingen an den Wangen. Therapeutisch spielt vor allem die richtige Ernährung, wenig Milch, Zucker und Eier, eine große Rolle. Unter den Heilpflanzen sind Bibernelle und Huflattich zu nennen.

Mundschleimhautentzündung (Stomatitis)

Die Mundschleimhautentzündung, meist verbunden mit starkem Mundgeruch und Schmerzen beim Essen, kann Zeichen einer Systemerkrankung, zum Beispiel Blutkrebs, sein, aber auch eine eigenständige Entzündung im Mundbereich darstellen. Besonders schmerzhaft ist dabei das Auftreten von kleinen Bläschen (*Aphthen*).

Wichtig ist hier vor allem gute Mundhygiene. Teilweise muß man aber auch zu schmerzlindernden Medikamenten greifen. Zum Gurgeln eignen sich: Heidelbeere, Kamille, Thymian und Rosmarin. Auch ein Absud von Wilden Malven (25 g Blüten auf 1/2 l Wasser; 1/4 Stunde kochen lassen) leistet gute Dienste.

Nasenbluten

Das Nasenbluten kann anlagebedingt sein und ist meist harmlos. In manchen Fällen steckt allerdings eine Systemerkrankung, beispielsweise hoher Blutdruck, Gerinnungsstörung, dahinter. Bei einmaligem Nasenbluten wird man sich sicher nicht beunruhigen müssen. Man sollte den Oberkörper hochlegen, den Kopf nach hinten beugen, die Nasenflügel fest zusammendrücken und sich kalte Umschläge auf den Nacken legen. Nützliche Heilpflanzen sind: Ackerschachtelhalm, Wegerich, Blutweiderich, Vogelknöterich und Eiche. Eine herausragende Stelle nimmt hier allerdings das Hirtentäschel ein; für den Aufguß benötigt man 4 TL getrockentes Kraut; davon täglich 2 Tassen trinken.

Nervenschmerzen (Neuralgie)

Hierunter versteht man einen anfallsweise auftretenden Schmerz im Ausbreitungsgebiet eines Nervs. Der Anfall kommt meist plötzlich, die Schmerzen sind reißend, brennend, bohrend und außergewöhnlich stark. Bei Betasten ist der entsprechende Nerv druckschmerzhaft. Ursachen können Infektionskrankheiten, Stoffwechselstörungen, Überbeanspruchung und Erkältung sein. Am bekanntesten ist wohl die *Trigeminusneuralgie*.

Man kann die betreffenden Stellen mit Fenchelöl, Holunder, Meerrettich, Schafgarbe, Arnika oder Mariendistel einreiben. Als Breiauflage eignen sich die frischen Wurzeln des Beinwells.

Nervosität

Unter diesem Begriff versteht man gesteigerte Erregbarkeit und Erschöpfung. Nervosität ist meist ein Zeichen von Überbeanspruchung und Fehleinschätzung des Lebens. Auch schwerwiegende und als unlösbar empfundene Probleme können zu nervösen körperlichen Symptomen führen.

Wichtig ist eine geregelte Lebensweise. Folgende Pflanzen dienen der Nervenberuhigung: Baldrian, Hopfen, Kamille, Pfefferminze, Rosmarin und Passionsblume. Außerdem tut auch ein Lavendelbad gut.

Nierenbeckenentzündung

Ursache dieser bakteriellen Infektionskrankheit sind meist aufsteigende Entzündungen aus dem Harntrakt. Von der weitverbreiteten Krankheit sind Frauen stärker als Männer betroffen. Akute Nierenbeckenentzündung kann chronisch werden; bei Nichtbehandlung kommt es zur Schrumpfniere mit Funktionsausfall.

Eine antibiotische Behandlung ist in den wenigsten Fällen zu umgehen. Folgende Heilpflanzen mit desinfizierender Wirkung sind zu empfehlen: Bockshornklee, Brennessel, Meerrettich, Melisse und Thymian. Darüber hinaus kann man das Fruchtfleisch eines gekochten Kürbisses essen.

Nierenschwäche (Niereninsuffizienz)

Die Ursachen der mangelnden Tätigkeit der Nierenkörperchen sind vielfältig. Folgeerscheinung ist meist eine Erhöhung der Harnwerte im Blut mit daraus resultierender Blutvergiftung.

Eine fachärztliche Untersuchung ist unbedingt anzuraten. In schweren Fällen ist sogar eine Blutwäsche (*Hämodialyse*) notwendig. Zur unterstützenden Therapie eignen sich Heilpflanzenkuren: Holunderwein, Bärentrauben und Johannisbeeraufguß. Auch mit einem Queckenabsud kann man es versuchen. Dazu benötigt man 10 g Wurzeln auf 1/2 l Wasser; alles 10 min. kochen lassen und täglich 3 Tassen trinken.

Ödem (Wassersucht)

Es gibt Herz-, Nieren- und Bauchwassersucht. Damit ist auch schon auf die vielen möglichen Ursachen hingewiesen. Für den Laien kommen in der Regel dieselben Heilpflanzen wie bei der Herzmuskelschwäche (Herzinsuffizienz) in Frage.

Ohrensausen (Tinnitus aurium)

Das Ohrensausen ist in den meisten Fällen nur störend. Eine ernsthafte Krankheit verbirgt sich dahinter nur in Ausnahmefällen. Meist tritt das Ohrensausen bei gestreßten Menschen auf.

Innerlich helfen (nach fachärztlicher Abklärung) folgende Heilpflanzen: Melisse, Waldziest und Scharfnessel. Äußerlich wird von manchem Naturheiler empfohlen, Zwiebelsaft ins Ohr zu träufeln. Dieses Vorgehen ist aber umstritten.

Ohrenschmerzen

Wenn man die Ohrenschmerzen genauer verstehen will, muß man sich den Aufbau des Ohres aus drei Abschnitten, äußeres Ohr, Mittelohr und Innenohr, vergegenwärtigen. Am häufigsten dürften Ohrenbeschwerden wohl auf Mittelohrentzündungen, vor allem bei Kindern, zurückzuführen sein.

Vor allem Schmerzen des äußeren Gehörgangs und des Trommelfells eignen sich für die Selbstbehandlung. So kann man sich beispielsweise Zitronensaft ins Ohr träufeln. Bei

Fremdkörpern im Gehörgang empfehlen sich einige Tropfen Olivenöl.

Prostataadenom (Vorsteherdrüsenvergrößerung)
Diese Erkrankung tritt bei vielen Männern über 50 Jahren auf. Aufgrund altersbedingter Hormonverschiebungen kommt es zu einer Wucherung der Drüse mit Einengung der Harnröhre. Die Beschwerden bestehen in erschwertem Wasserlassen (nur noch tropfenweise) mit Rückstau ins Nierenbecken im Spätstadium. Leider verbirgt sich hinter der gutartigen Vorsteherdrüsenwucherung manchmal ein Krebs. Deshalb sollten alle Männer ab dem 45. Lebensjahr die kostenlose Vorsorgeuntersuchung einmal pro Jahr wahrnehmen (rektale Austastung).

An Heilpflanzen eignen sich zur unterstützenden Therapie Krappwurzel und Kürbis. Vom Kürbisgranulat (fertig in der Apotheke kaufen) soll man täglich mindestens 3 EL nehmen; aber auch Prostatakapseln, die Kürbisstoffe enthalten, dürfen nicht zu niedrig dosiert werden.

Quetschung (Kontusion)
Diese Verletzungen entstehen meist durch äußere Gewalteinwirkung. In der Regel wird die Haut hier nicht durchtrennt; wohl können aber Weichteile und innere Organe in Mitleidenschaft gezogen werden.

Bei Blutaustritt oder bei Verletzung von Kopf, Rumpf und Bauch ist immer ein Arzt aufzusuchen. Bei kleineren Quetschungen helfen Kompressen mit Arnika, Beinwell, Odermennig, Ringelblume und Rainfarn. Auf die betreffenden Stellen kann man sich auch rohe gehackte Petersilie oder Frauenmantel legen. Innerlich hilft unterstützend ein Myrtenaufguß: 10 g Blätter auf 1/2 l kochendes Wasser; 5 min. ziehen lassen und davon täglich 2 Tassen trinken.

Rachenentzündung (Pharyngitis)
Die Rachenentzündung äußert sich in Brennen und Kratzen des Halses sowie in Schluckbeschwerden. Eine Rötung der Schleimhaut ist meist durch Allgemeinerkrankungen (Grippe, Bronchitis) bedingt.

In leichten Fällen eignen sich entzündungshemmende Heilpflanzen: Ackerschachtelhalm, Eibisch, Holunder, Lavendel, Salbei und Tormentill sollten mehrmals täglich gegurgelt werden. Wer will, der kann gleiche Teile Eichenrinde und Tormentillwurzel mischen; aus 2 TL eine Abkochung herstellen und viermal täglich damit gurgeln.

Rachitis (englische Krankheit)
Die Rachitis ist eine Erkrankung des Knochens im Säuglings- und Kleinkindesalter; Ursache ist ein Mangel an Vitamin D und Sonnenlicht. Im Extremfall kommt es zur Verkrümmung der Extremitäten sowie zur Hühnerbrust.

Aus den Ursachen kann man auch die Therapie ableiten; Aufenthalt im Freien und Vitamin-D-reiche Nahrung: Milch, Gemüse, Salate und frisches Obst. An Heilpflanzen sind zu nennen: Brunnenkresse, Meerrettich, Spinat, Petersilie und Walnußbaum. Man kann aber auch ein Knorpeltangbad versuchen: 200 g reichen für ein Vollbad aus.

Rekonvaleszenz
Die Rekonvaleszenzphase ist die Zeit, die der Kranke nach langer Bettlägerigkeit, schweren Operationen und konsumierenden Krankheiten zum Wiederaufbau benötigt. Besonderes Augenmerk ist hier auf die Ernährung zu legen; sie soll reichhaltig, hochkalorisch und abwechslungsreich sein.

Zur Appetitanregung und Stärkung dienen folgende Heilpflanzen: Enzian, Engelwurz, Benediktenkraut, Tausendgüldenkraut und Wermut. Vom Bockshornkleepulver (Samen) soll man zweimal täglich 1 TL einnehmen.

Rheuma

(siehe auch Arthritis)Der Begriff Rheuma ist sehr weit gefaßt. Hauptsächlich ist bei dieser Krankheit das Bindegewebe betroffen. Man unterscheidet den entzündlichen, den degenerativen und den Weichteil-Rheumatismus.

Heilpflanzen spielen in der Behandlung der chronischen, also lang dauernden Verlaufsformen eine wichtige Rolle. Innerlich eignen sich Holunder, Tüpfelfarn, Birke, Johannisstrauch, Stiefmütterchen, Mädesüß, Esche, Brennessel, Silberweide, Gänseblümchen, Rosmarin, Wermut und Schöllkraut. Hängebirkenblätter im Kopfkissen und Holunderblätter in der Matratze leisten gute Dienste bei der unterstützenden Therapie.

Röteln

Röteln sind normalerweise eine harmlose Viruserkrankung, mit der Hautausschlag und Lymphknotenschwellung einhergehen. Bei einer Infektion während der ersten drei Monate einer Schwangerschaft entstehen mit großer Wahrscheinlichkeit Mißbildungen des Kindes (Herzfehler, Innenohrschäden, Augenfehler). Eine Schutzimpfung ist daher bei allen Mädchen vor Erreichen der Pubertät anzustreben.

Bei jeder Erkrankung ist der Arzt zu benachrichtigen. Unterstützend helfen kalte Waschungen; wirksame Heilpflanzen sind Ringelblume, Löwenzahn und Schöllkraut.

Ruhr

Man unterscheidet Amöben- und Bakterienruhr. Letztere wird durch Shigellen verursacht und spielt sich hauptsächlich im Dickdarm ab. Nach einer Inkubationszeit von zwei bis sieben Tagen treten plötzlich Fieber, Appetitlosigkeit, Bauchschmerzen und Abgeschlagenheit auf. Starkes Erbrechen und blutig-schleimige Durchfälle folgen. Der starke Wasser- und Mineralverlust kann bis zum Kollaps führen.

Der Arzt ist unbedingt zu verständigen, denn die Krankheit ist meldepflichtig! Unterstützend wirken Rizinus-, Heidelbeeren- und Apfelkuren. Kamille-, Pfefferminz-, Gänsefingerkraut- und Tormentilltee soll schluckweise getrunken werden. Ein Eichenblättertee ist vor allem gegen den Brechreiz zu empfehlen.

Schlaflosigkeit

Wie viele Menschen an Schlaflosigkeit leiden, ist nicht genau bekannt. Schätzungsweise dürften es 15 Prozent der Bevölkerung sein. Man unterscheidet Einschlaf- und Durchschlafstörungen. Ursachen sind hier oft Sorgen und Streß, aber auch Lärm und Genuß von Kaffee oder schwarzem Tee am späten Abend. Ein verfrühtes morgendliches Aufwachen ist meist Hinweis auf eine innere Depression.

Chemische Medikamente sind für die Behandlung der Schlaflosigkeit äußerst ungeeignet; der Patient schläft zwar schneller ein, der natürliche Rhythmus wird aber gestört, und eine verstärkte Müdigkeit am nächsten Morgen ist die Folge. Besser sind schon eine geregelte Lebensweise, Konfliktlösung und autogenes Training.

An Heilpflanzen (Tee) sind zu nennen: Hopfen, Johanniskraut, Lavendel, Melisse und Pfefferminze. Für eine Baldriantinktur benötigt man 20 g Wurzeln, die man 8 Tage in 100 ml hochprozentigem Alkohol ziehen lassen muß; hiervon 1/2 Stunde vor dem Zubettgehen 15 Tropfen nehmen.

Schluckauf
Durch unwillkürliches, schnelles Zusammenziehen des Zwerchfells kommt es zu einer hörbaren Einatmung. Ursachen sind krankhafte Reizung der Zwerchfellnerven, Druck von Leber oder Magen, Bauchfellentzündungen oder seelische Abnormitäten.

Gut bewährt hat sich das schluckweise Trinken von 1/2 Glas kaltem Wasser. Des weiteren hilft der Aufguß von Dill, Minze und Anis. In vielen Fällen nützen auch die unter Magengeschür, Magenkrämpfen und Magenschleimhautentzündung aufgeführten Rezepte.

Schnupfen (Rhinitis)
Erreger des Nasenkatarrhs ist das Schnupfenvirus. Die vermehrte Schleim- und Eitersekretion der Nase geht manchmal mit einem gestörten Allgemeinbefinden einher. Es gibt hier folgende »Regel«: Unbehandelt dauert der Schnupfen 14 Tage, bei Einnahme chemischer Medikamente 2 Wochen.

Dennoch sollte man sich um eine Ausheilung bemühen. So kann man beispielsweise die Nase mit Zinnkrauttee spülen. Außerdem helfen Inhalationen mit Kamillentee und verdünntem Spitzwegerichsaft. Als Geheimtip gilt das schluckweise Trinken von 1 Tasse Wasser, in dem 2 Tropfen Jodtinktur aufgelöst wurden.

Schuppenflechte
Diese Erkrankung, auch *Psoriasis* genannt, äußert sich in scharf begrenzten, geröteten und mit silberweißen Schuppen bedeckten Herden; betroffen ist vor allem die Haut des Ellenbogens, der Kniekehle sowie der behaarte Kopf. Gleichzeitig finden sich Veränderungen der Nägel. Eine erbliche Veranlagung gilt als gesichert.

Die Behandlung erfordert sehr viel Geduld. Wichtig ist eine fett-, salz- und eiweißarme Nahrung. Man kann die betreffenden Hautpartien mit Johanniskrautöl einreiben. Außerdem helfen Bäder mit Weizenkleie oder Zinnkraut.

Schwindel

Man unterscheidet Schwank- und Drehschwindel. Die Gleichgewichtsstörungen können von Übelkeit und Schweißausbruch begleitet sein. Die Ursachen sind vielfältig: Herzfehler, Gefäßveränderungen, Innenohrstörungen oder Krankheiten des zentralen Nervensystems. Die Wirkstoffe von Melisse, Mistel, Oleander, Wermut, Baldrian und Weißdorn ebenso wie ein Rautentee (täglich 2 Tassen) leisten gute Dienste.

Sexualstörungen

Unter diesem Oberbegriff werden viele verschiedenartige Krankheitsbilder zusammengefaßt. Um nur einige zu nennen: Impotenz ist die Unfähigkeit, den Geschlechtsverkehr zu vollziehen (*Impotentia coeundi*) bzw. die Zeugungsunfähigkeit (*Impotentia generandi*); Frigidität heißt auf deutsch Gefühlskälte der Frau; auch Perversionen fallen in diesen Bereich.

Genauso breit wie das Ursachenspektrum sind die Therapiemöglichkeiten. Sie müssen immer dem Krankheitsbild angepaßt sein. Bei psychogenen Ursachen helfen meist Entspannung, eine angenehme Atmosphäre sowie Verständnis und Aussprache mit dem Partner.

An Heilpflanzen, die sexualhormonähnliche Stoffe enthalten, kann man nennen: Mönchspfeffer, Warzenkraut, Steinsame und Rhabarber. Da diese Pflanzen aber, wie gesagt, bei ganz verschiedenen Störungen eingenommen werden müssen, empfiehlt sich immer eine Konsultation des Fachmanns.

Sklerose, multiple

Die multiple Sklerose ist eine der häufigsten Nervenkrankheiten; die Ursache kennt man noch nicht genau. Unter dem Mikroskop sieht man einen Zerfall der Markscheiden im gesamten Nervensystem. Es treten anfangs verschiedene Ausfallserscheinungen auf, beispielsweise Sehschwäche, Taubheitsgefühl, Sprachstörungen; im weiteren Verlauf kann es zur völligen Lähmung kommen.

Therapeutisch ist unter anderem Rohkost wichtig; erlaubt sind Früchte, Wurzeln, Leinsamen, Sonnenblumenkerne, Karotten und Kohlrabi. Scharfe Speisen und Kaffee sind nicht empfehlenswert. Reichhaltige Mahlzeiten sind zu meiden.

Stirnhöhlenentzündung (Nasennebenhöhlenkatarrh, Sinusitis)

Man unterscheidet eine akute und eine chronische Entzündung der Nasennebenhöhlen.Ursache ist meist ein fortgeleiteter Infekt aus den Luftwegen. Tritt eine *Sinusitis* zusammen mit einer Luftröhrenentzündung auf, dann spricht man auch vom sinubronchialen Syndrom. Die Beschwerden bestehen in Schmerz- und Spannungsgefühl im Gesichtsbereich sowie in schwereren Fällen in allgemeinem Unwohlsein, Abgeschlagenheit und Fieber.

Für die Therapie ist wichtig, durch Freihalten der Luftwege einen ausreichenden Abfluß aus den Nebenhöhlen zu gewährleisten. Hierzu dienen Kamilledampf-Inhalationen. Wer will, kann die Nasengänge mit Salbei-, Wermut- oder Zinnkrauttee spülen. Äußerlich helfen Rotlichtbestrahlung und Bockshornklee-Auflagen; auch Eukalyptus, 30 g Blätter auf 1/2 l kochendes Wasser, fördert die Heilung.

Thrombose

Unter Thrombose versteht man die Bildung eines Blutpfropfes innerhalb eines Gefäßes mit daraus resultierender Verstopfung. Bevorzugt betroffen sind die Venen des Bekkens und Oberschenkels. Eine Thrombose kann harmlos sein; bei Beinvenenthrombose besteht allerdings die Gefahr, daß sich ein Teil des Gerinnsels ablöst und in die Lunge schießt (Lungenembolie); dies kann unter Umständen tödliche Folgen haben; deshalb ist bei den geringsten Thrombosezeichen (Schmerz, Schwellung und Blaufärbung einer Extremität) sofort der Arzt aufzusuchen.

Zur Vorbeugung ist wichtig, das Gewicht zu reduzieren. Außerdem sind bei längerer Bettlägerigkeit die Beine hoch zu lagern und zu wickeln. Von einem Roßkastanienextrakt sollte man zweimal täglich 30 Tropfen nehmen. Außerdem helfen Arnika, Steinklee und Weißdorn.

Transpiration

Hierunter versteht man eine vermehrte Schweißabsonderung, auch *Perspiration* genannt. Ursache können Infektionskrankheiten oder Systemerkrankungen sein. Hinter einer vermehrten Nachtschweißbildung kann sich auch ein Tumor verbergen. Meistens ist eine starke Schweißneigung aber harmlos; sie wird nur von der Umgebung als lästig empfunden.

Zur Schweißhemmung dient ein Tannenbad: Absud von 500 g Nadeln für ein Vollbad.

Tuberkulose

Die Tuberkulose, auch Knötchenkrankheit genannt, wird durch Tuberkelbakterien hervorgerufen. In unterentwickelten Ländern ist Tuberkulose immer noch die Infektionskrankheit Nr. 1. Bei entsprechender Disposition – Diabetes, Alkohol und Lungensilikose – besteht erhöhtes Infektionsrisiko. In den meisten Fällen ist die Lunge betroffen. Symptome sind leicht erhöhte Temperaturen, Gewichtsverlust, Nachtschweiß, Husten, Auswurf und Atembeschwerden. Bereits der Verdacht auf Erkrankung ist meldepflichtig!

Im aktiven Stadium ist die Gabe von sogenannten Tuberkulostatika nicht zu umgehen. Zur Stärkung der allgemeinen Abwehrkräfte sind ein häufiger Aufenthalt im Freien sowie Luftbäder notwendig.

An Heilpflanzen helfen vor allem solche mit schleimlösenden Eigenschaften: Bockshorn, Knöterich, Schachtelhalm sowie Spitzwegerich. Da eine ausreichende Kieselsäurezufuhr zur Beschleunigung der Vernarbung der tuberkulösen Herde beiträgt, hilft auch folgende Mischung: 3 Teile Vogelknöterich, 2 Teile Ackerschachtelhalm und 1 Teil Hohlzahn; 1 gestrichener EL pro Tasse; die Menge auf die Hälfte einkochen und täglich 2 Tassen über mehrere Wochen trinken.

Übelkeit

Eine Übelkeit kann viele Ursachen haben. In den meisten Fällen wird es sich um Störungen im oberen Magen-Darm-Trakt handeln; außerdem ist hier noch die Übelkeit bei der Reisekrankheit zu nennen. Für die Behandlung gilt dasselbe wie bei Magenschleimhautentzündung, Schwindel.

Verbrennung

Die Verbrennung entsteht durch Hitzeeinwirkung auf einen Teil der Körperoberfläche. Man unterscheidet folgende Stadien: 1. Grad = Rötung, 2. Grad = Blasenbildung, 3. Grad = Gewebsuntergang, 4. Grad = Verkohlung. Wenn mehr als ein Sechstel der Körperoberfläche betroffen ist, dann ist eine Verbrennung lebensbedrohlich; eine sofortige Klinikeinweisung empfiehlt sich.

Bei kleineren Verbrennungen 1. und 2. Grades legt man am besten einen trockenen, sterilen Verband an. Brandsalben sind nicht zu empfehlen. Bei Sonnenbrand beispielsweise kann man in 1 l Leinöl 500 g Johanniskraut über 14 Tage ziehen lassen; die hierin getränkten Kompressen, kühl aufgetragen, wirken schmerzlindernd. Außerdem kann man gehackte Karotten, zerstoßene Kohlblätter oder zerriebenen Spinat auf die betreffenden Hautstellen legen.

Verdauungsstörungen

Normalerweise wird die aufgenommene Nahrung durch körpereigene Drüsensäfte (*Enzyme*) in ihre Bestandteile, Eiweiß, Fett und Kohlehydrate, zerlegt. Falls irgendein Sekret der Mundspeicheldrüsen, des Magens, der Leber oder der Bauchspeicheldrüse nicht abgegeben wird, können die Nahrungsbestandteile nicht in die Blutbahn aufgenommen werden. Abmagerung, Lustlosigkeit und Veränderung der Eß- und Stuhlgewohnheiten sind eine unausweichliche Folge.

Heilpflanzen, die helfen, sind: Enzian, Knoblauch, Kümmel, Anis, Majoran, Rosmarin, Kalmus und Petersilie. Vom Wermutlikör soll man täglich 1 Schnapsglas nach den Mahlzeiten nehmen. Er wird wie folgt aufbereitet: 20 g getrocknete Blätter über 10 Tage in 1/4 l hochprozentigem Alkohol ziehen lassen; abschließend 200 ml Zuckersirup beigeben.

Vergiftung

Bei einer Vergiftung ist sofort der Arzt zu benachrichtigen. Wichtig ist es, die Aufnahme des Giftstoffes in die Blutbahn zu verhindern. Hierzu eignet sich neben der Aktivkohle auch die Eichenrinde. Einen Brechreiz kann man mit Veilchenabsud aus 10 g zerriebener Wurzel auf 200 ml kochendes Wasser, wobei man die ganze Menge trinken muß, herbeiführen. Bei der Aufnahme von Säuren oder Laugen ist dies nicht erlaubt.

Verstauchung (Distorsion)
Unter Verstauchung versteht man eine Überbeugung beziehungsweise Überstreckung der Gelenke, besonders der Fuß- und Handgelenke, mit Zerrung und Zerreißung der Bänder sowie Blutaustritt. Bei schweren Formen ist in jedem Fall der Facharzt aufzusuchen; nach einer Röntgenaufnahme muß entschieden werden, ob Kühlung und Ruhigstellung ausreichen, ob ein Gips notwendig wird, oder ob man sogar operieren muß.

Das beste pflanzliche Heilmittel ist hier die Arnika; im akuten Zustand hat sie eine stark schmerzlindernde Wirkung. Zur weiteren Behandlung eignen sich Beinwell-Auflagen, Zwiebelbrei und Hopfensalbe. Auch Rosmarin-Kompressen, dazu 100 g Droge 10 Tage in 500 ml hochprozentigem Alkohol ziehen lassen, helfen ausgezeichnet.

Wadenkrampf (Krampus)
Das Symptom des *Krampus* ist ein schmerzhaftes Zusammenzucken eines Muskels; oft ist die Unterschenkelmuskulatur betroffen. Auslöser sind Überanstrengung, beispielsweise lange Märsche, oder eine Wurzelreizung bei Bandscheibenvorfall. Des weiteren kommen Elektrolytverschiebungen (Magnesiummangel) in Frage; bei einem Krampfen mehrerer Muskelgruppen liegt oft ein Kalziummangel vor; Auslöser ist in diesem speziellen Fall häufig eine psychisch verursachte Steigerung der Atemfrequenz.

Bei einem akuten Krampfanfall soll man den betroffenen Muskel dehnen. Unter den Heilpflanzen ist in erster Linie die Roßkastanie zu nennen.

Warzen
Es gibt verschiedene Arten von Warzen: Pinselwarzen (im Gesicht), Plantarwarzen (an der Fußsohle), juvenile Warzen

(bei Jugendlichen) und schließlich die *Verruca vulgaris* (gewöhnliche Warzen). Ursache ist in den meisten Fällen eine Virusinfektion.

An Heilpflanzen eignet sich zur äußeren Anwendung das Schöllkraut; man soll den Saft einer frischen Pflanze über einen längeren Zeitraum auf die Warze träufeln. Die Anwendung von Löwenzahnmilch ist, obwohl von der Volksmedizin gepriesen, in Fachkreisen etwas umstritten. Innerlich hilft zur unterstützenden Therapie die Mariendistel-Tinktur, von der man 2mal täglich 5 Tropfen nimmt.

Wechseljahre (Klimakterium)

Die Wechseljahre stellen den Übergang von der vollen Geschlechtsreife der Frau zum Greisenalter dar. Die letzte Regel tritt durchschnittlich mit 49 Jahren auf. Die klimakterischen Beschwerden, unter denen circa 50 Prozent aller Frauen leiden, sind auf eine verminderte Östrogenproduktion in den Eierstöcken zurückzuführen. Deshalb wird der Frauenarzt Östrogenpräparate verabreichen.

In diesem Fall helfen Heilpflanzen mit beruhigender Wirkung: Baldrian, Rosmarin, Schafgarbe, Wermut und Schwarznessel. Einen günstigen Einfluß hat auch eine Mischung von 1 Teil Baldrian und 2 Teilen Pfefferminze und Kamillenblüten; 1 TL auf 1 Tasse kochendes Wasser und zweimal täglich 1 Tasse warm trinken.

Weißfleckigkeit (Vitiligo)

Ursache dieser Depigmentation sind wahrscheinlich Hormonstörungen der Schilddrüse, der Nebennieren und der Hirnanhangdrüse. Die weißen, langsam größer werdenden Flecken sitzen meist an den Händen oder im Gesicht. Die *Vitiligo* ist kosmetisch sehr störend; einen echten Krankheitswert hat sie allerdings nicht.

Die Therapie ist schwierig und in den meisten Fällen erfolglos. Professor Weiss empfiehlt die Bepinselung der betreffenden Stellen mit Bergamottöl.

Weißfluß

Ursache ist eine Scheidenhautentzündung. Meist liegen Infektionen mit Trichomonaden und Pilzen zugrunde. Bei älteren Frauen spielt auch ein Östrogenmangel eine Rolle. Verbunden ist der Ausfluß meist mit brennenden Schmerzen, Hitzegefühl und Jucken. Jede Art von Ausfluß, vor allem bei älteren Frauen, muß immer an ein Karzinom denken lassen. Entsprechende fachärztliche Untersuchungen (Abstrich) sind deshalb notwendig. Wichtig in der Behandlung ist eine enge Zusammenarbeit mit dem Partner.

Man kann versuchen, mit folgenden Pflanzen einmal täglich eine Scheidenspülung vorzunehmen: Liguster, Gilbweiderich, Brombeere, Schlangenknöterich und Schafgarbe. Vom Frauenmantelabsud aus 1/2 EL getrockneter Blätter auf 1 Tasse Wasser sollte man abends 1 Tasse trinken.

Wunde

Es gibt verschiedene Formen der Wunde: Schußwunde, Stichwunde, Schnittwunde und Quetschwunde. Bei allen frischen Verletzungen ist ausnahmslos der Arzt aufzusuchen. Chirurgische Wundversorgung mit den entsprechenden Desinfektionsmaßnahmen sowie eine Tetanusprophylaxe sind notwendig. Wichtig sind die Ruhigstellung und Hochlagerung der betroffenen Gliedmaßen sowie regelmäßige fachärztliche Nachuntersuchungen, beispielsweise das Fädenziehen.

Heilpflanzen, vor allem solche mit desinfizierender Wirkung, eignen sich zur unterstützenden Therapie. Vorrangig ist hier Arnika zu nennen: 1 EL der Tinktur mit 250 ml

Wasser verdünnen und die darin getränkten Kompressen auflegen. Des weiteren helfen Kamille, Schwarzwurz, Johanniskraut, Osterluzei und Ringelblume. Mit einem Wermutaufguß aus 5 g Blättern, die man 10 Minuten in 1/2 l Wasser ziehen läßt, kann man die Wunde auswaschen.

Zuckerkrankheit (Diabetes mellitus)

Man schätzt, daß circa 3 Prozent der Bevölkerung an *Diabetes mellitus* leiden. Weitere 10 Prozent wissen nichts über ihre Krankheit. Ursache ist eine verminderte Insulinproduktion in der Bauchspeicheldrüse, was eine gestörte Aufnahme des Zuckers in die Zellen bedingt; ein erhöhter Blutzuckerspiegel ist die Folge. Die Symptome bestehen anfangs in Müdigkeit, Durst und vermehrtem Wasserlassen. Im Spätstadium treten Gefäßerkrankungen, Augen-, Nieren- und Nervenleiden auf. Wichtig ist eine engmaschige Kontrolle des Harn- und Blutzuckers. Wer mit Diät und Tabletten nicht auskommt, der muß Insulin spritzen.

An Heilpflanzen eignen sich Heidelbeerblätter: 20 g auf 1/2 l kochendes Wasser; 6 min. ziehen lassen und täglich 2 Tassen davon trinken. Bohnenschalen, und zwar 1 kleines Glas gepreßter Saft vor dem Frühstück, sind ebenfalls hilfreich.

Zwölffingerdarmgeschwür (Ulcus duodeni)

Dieses Geschwür entsteht meist aufgrund einer vermehrten Säurebildung im Magen; auch psychische Ursachen sind bekannt. Symptome sind Nüchternschmerz, oft auch nachts, und Verdauungsschwäche. Die Komplikationen bestehen in Blutung und Durchbruch. Eine Entartung ist nicht bekannt. Der Nachweis erfolgt mit Hilfe einer Röntgenaufnahme. Für die Therapie ist eine enge Zusammenarbeit mit dem Arzt wichtig. Mehrere kleine Mahlzeiten mit nichtgewürzten Speisen, über den Tag verteilt, empfehlen sich; Kohl und Kartoffeln sowie Tormentill und Kamille leisten gute Dienste. Man kann auch Lakritzenstangen zerkleinern, in 1 Tasse warmem Wasser auflösen und davon dreimal täglich über 4 Wochen 1 Tasse nach den Mahlzeiten trinken (Tagesdosis = 25 g).

Tabelle für Sammler

Ein Buch über Pflanzenheilkunde wäre nicht vollständig ohne eine Übersicht der wichtigsten Heilkräuter. Sie beschließt auch diese Abhandlung. Einschränkend muß gleich gesagt werden, daß aufgrund der Fülle nicht alle Pflanzen berücksichtigt werden konnten.

Pflanzenname	*Standort*	*verwendete Teile*	*Sammelzeit (Monate in Zahlen)*
Ackerschachtelhalm (Zinnkraut)	Äcker, Feldränder, Lehmböden	Sommertriebe (ohne Wurzel)	5 – 7
Akelei	Wälder und Hecken, auf kalkreichem Boden	blühendes Kraut, Samen, Wurzel	6 – 9
Alant (Glockenwurzel, Helenenkraut)	Mitteleuropa	Blüten, Wurzeln	4 – 5, 10
Ampfer	Mitteleuropa; Wegränder, Äcker, Brachland	Blätter, Saft, Wurzel	10 – 11

Andorn (Berghopfen, Brustkraut)	Schutthalden, Wegränder, Mauern	blühende Sproßspitzen	7 – 8
Arnika	Europa; feuchte Wiesen, Waldlichtungen	Wurzel, Blüten	3 – 4/10 – 11, 6 – 7
Augentrost	Europa; auf Wiesen und Weiden	blühendes Kraut	7 – 9
Bärentraube (Harnkraut, Steinbeere)	Sand- und Heideböden	Blätter	5 – 8
Barbarakraut	Flußufer, feuchte Böden	Blätter, Samen	8 – 11
Baldrian (Katzenkraut)	feuchte Gegenden, Wiesen, Wälder, Felsen	Wurzel	9 – 10
Basilikum	kultiviert in Gärten	Kraut	Frühjahr/Sommer
Beifuß (Besenkraut)	kultiviert; Wegeböschungen, Mauern	Kraut, Wurzeln	7 – 8, 9 – 10
Beinwell (Beinwurz)	nasse Wiesen, Gewässer	Blätter, Wurzel	6 – 8
Berberitze (Sauerdorn, Essigdorn)	in Europa an trockenen Stellen, auf kalkreichen Böden	Beeren, Rinde und Wurzel, Blätter	9, 9 – 11, 4 – 6

Pflanzenname	*Standort*	*verwendete Teile*	*Sammelzeit (Monate in Zahlen)*
Besenginster	Mitteleuropa	Same, Kraut, Blütenknospen	5 – 6
Bibernelle (Pfefferwurzel)	feuchte Gegenden	Wurzel	7 – 9
Birke (Weißbirke, Hängebirke)	Europa	Saft, Knospen, Blätter, Rinde	3, 3 – 4, 5, 1 – 12
Blasentang (Meereiche, Seetang)	felsige Küstengebiete, auch an Nord- und Ostsee	ganze Pflanze	1 – 12
Bockshornklee (Griechisches Heu)	Mittelmeerraum	Same, blühende Sproßspitzen	8 – 9
Bohne (Gartenbohne)	angebaut in Gärten	Bohnenschalen	8 – 9
Brennessel	Europa; Wiesen, Brachland, Schutthalden	Blätter, blühendes Kraut, Wurzel, Samen	6 – 9
Brombeere	Hecken, Wälder, kultiviert in Gärten	Früchte, Blätter, Blüten, Knospen, Blätter Früchte	5 8 – 9
Brunnenkresse (Bachkresse, Wassersenf)	feuchte Wiesen, Ufer, Quellen	Kraut, Blätter	5 – 9

Dill	sonnige Standorte	Kraut, Früchte	6 – 9
Dost (Wilder Majoran)	Magerwiesen und Gehölze	Sproßspitzen	7 – 9
Eberesche (Vogelbeere, Drosselbeere)	bis 2 500 m Höhe; Parks, Wälder	Blätter, Früchte	10 – 11
Edelkastanie (Echte Kastanie, Eßkastanie)	südliches Europa	Rinde, Blüten, Blätter, Früchte	9 – 11
Efeu	Europa	Blätter	8 – 9
Ehrenpreis (Schlangenkraut, Männertreu)	trockene Böden, Wälder, Wegränder	Blüten, Blätter	7 – 8
Eibisch (Heilwurz, Weiße Pappel)	Küsten, feuchte Gegenden	Blüten, Wurzel	6, 9 – 10
Eiche	Mitteleuropa	Blätter, Eicheln, Rinde	6, 9 – 10, 5 – 6
Eisenkraut	Wege, Mauern, Wiesen	blühendes Kraut	7 – 8
Engelwurz (Brustwurz)	feuchte Stellen in Europa	Blätter, Stengel, Früchte, Wurzel	
		Blätter	7 – 8
		Wurzeln	9 – 10
Enzian	Almen, Bergwiesen	Wurzel	9 – 10
Erdrauch	Wälder, Schuttplätze	blühendes Kraut	5 – 9

Pflanzenname	*Standort*	*verwendete Teile*	*Sammelzeit (Monate in Zahlen)*
Faulbaum	Mitteleuropa	Rinde	5 – 8
Fenchel (Brotsamen)	Mittelmeergebiet, bei uns kultiviert	reife Früchte	8 – 9
Fichte (Rottanne)	Wälder	Nadeln, Zapfen	4 – 5
Fingerhut (Giftglocke, Teufelsglocke)	Westeuropa; sandige, kalkarme Böden, sonnige Stellen	Blätter	nicht selber sammeln
Flachs (Lein)	Mittelmeerraum	Samen	8 – 9
Frauenmantel (Taumantel, Muttergottesmantel)	Gebirge, feuchte Wiesen, Wald- und Wegränder	Blätter, Blüten	5 – 7
Gänseblümchen	Mitteleuropa, Wiesen, Felder	Blüten, Blätter	3 – 9
Gänsefingerkraut	Europa	Blüten, Blätter, Wurzelstock	5 – 9
Gamander	Südeuropa; kalkreiche Böden	Blätter, blühende Sproßspitzen	5 – 9

Gilbweiderich	Europa; feuchte Standorte	Blätter, Blüten	6 – 8
Goldrute	Wälder, Äcker, Weiden	Blüten	7 – 9
Habichtskraut	Europa	ganze Pflanze	8 – 9
Hafer	angebaut auf Feldern	Korn und Haferstroh	8 – 9
Haselnuß	Europa	Kätzchen, Rinde	8 – 9
Hauswurz (Dachwurz)	Südeuropa; Dächer, Felsen, Mauern	Blätter, Saft	6 – 8
Heidelbeere (Blaubeere)	Europa	Blätter, Beeren	9, 6 – 8
Himbeere	Waldränder, kultiviert in Gärten	Beeren	8 – 9
Hirschzunge	feuchte, kalkreiche Böden	Blätter	1 – 12
Hirtentäschel (Blutkraut)	Wiesen, Brachland, frisch geackerte Felder	Kraut	4 – 9
Holunder (Flieder)	Wälder, Gärten	Beeren, Rinde, Wurzel, Blätter, Blüten	9 – 10, 4 – 10, 7
Hopfen	kultiviert; wild in ganz Europa	weibliche Blüten, Hopfenzapfen	9
Huflattich (Fohlenfuß, Eselsfuß)	in Europa auf lehmigen Böden	Blüten, Blätter	5, 5 – 7

Pflanzenname	*Standort*	*verwendete Teile*	*Sammelzeit (Monate in Zahlen)*
Hundsrose (Hagebutte, Heckenrose)	Europa: Waldränder, Hecken	Blätter, Blüten, Knospen, Hagebutten	10
Immergrün	Mittel- und Südeuropa	Blätter	3
Isländisch Moos	Nordeuropa	ganze Flechte	4 – 9
Johannisbeere, rote	Nord- und Mitteleuropa	Früchte	7 – 8
Johanniskraut (Blutkraut, Liebfrauengras)	Äcker, Wald- und Wegränder, Wiesen	Blätter, Blüten	7 – 8
Kalmus (Magenwurz)	feuchte Gegenden, Sümpfe, Ufer	Wurzel	10
Kamille	Wälder, Wiesen, Wegränder	Blütenköpfchen	6 – 7
Klatschmohn (Feuermohn)	Felder, Wegränder	Kronblätter	5 – 7
Knoblauch	kultiviert in Gärten	Zwiebel	10
Kümmel	kultiviert in Gärten	Früchte, Wurzel	5 – 9
Kürbis	kultiviert in Gärten	Same, Früchte	10

Labkraut (Herrgottsstroh)	Wiesen, Schutthalden, Heide, Dünen	ganze Pflanze	6 – 10
Lavendel	Mittelmeerraum; sonnige, trockene Gegenden	blühende Sproßspitzen, Blätter	7 – 9
Liguster	Hecken, Wälder	Blüten, Blätter	5 – 7
Linde	Parks, Straßen, Mischwälder	Blüte, Rinde	6 – 7
Löwenzahn (Kuhblume, Pusteblume)	Wiesen, Raine, Böschungen	Blätter, Blüten, Wurzel	4, 5, 3 – 4/9 – 10
Lorbeer	Mittelmeergebiet	Blätter, Früchte	7 – 8, 10 – 11
Lungenkraut	Mittel- und Südeuropa	blühende Sproßspitzen, Blätter	8 – 10
Mäusedorn	warme Gegenden, kalkreiche Böden	Wurzel	10
Maiglöckchen (Maiblume)	Europa	Blätter, Blüten	4 – 5
Malve (Käsepappel, Roßpappel)	Wegränder, Schutthalden	Blätter, Blüten, Stengel	6 – 9
Mariendistel (Milchdistel, Frauendistel)	Mitteleuropa	Blätter, Samen	9 – 10

Pflanzenname	*Standort*	*verwendete Teile*	*Sammelzeit (Monate in Zahlen)*
Meerrettich (Löffelkraut, Kren)	kultiviert in Gärten	Wurzel	5 – 7
Melisse (Zitronenmelisse, Honigblatt)	Südeuropa	Blätter	5 – 6/9 – 10
Minze	feuchte Orte; kultiviert in Gärten	Blätter	7
Mistel (Glückszweig, Hexenbesen)	Europa in gemäßigten Zonen	Blätter	3 – 4
Myrte (Baummyrte)	Mittelmeergebiet	Blätter, Früchte	8, 9 – 10
Narzisse	West- und Südwesteuropa	Blüten	4 – 5
Odermennig (Bruchkraut, Königskraut)	Wegränder, Hecken, Büsche	Kraut	5 – 8
Oleander (Rosenlorbeer)	Mittelmeerraum	Blätter	nicht selber sammeln
Olive (Ölfeige)	Südeuropa	Öl, Blätter	Sammelzeit bei Fruchtreife

Osterluzei (Löffelkraut, Wolfskraut)	Südeuropa	Blätter, Wurzel	9 – 10
Petersilie	kultiviert in Gärten	Kraut, Samen, Wurzel	5, 10, 9 – 11
Preiselbeere (rote Heidelbeere)	trockene Böden, Gebirge, Heiden	Beeren, Blätter	7 – 8, nach der Fruchtreife
Quecke	Felder, Gärten, Brachland	Wurzelstock	3 – 4/9 – 10
Rainfarn	Mittel- und Nordeuropa	blühende Sproßspitzen, Samen	7 – 9
Rettich (Gartenrettich)	kultiviert in Gärten	Wurzel	7 – 9
Rhabarber	kultiviert in Gärten	Stengel, Wurzel	5 – 6, 10
Ringelblume (Ringelrose, Warzenblume)	Mittel- und Südeuropa	Blüten, Kraut	6 – 10
Rosmarin (Weihrauch-kraut)	angebaut in Gärten	Blätter	6 – 8
Roßkastanie	Wälder in Europa	Blüte, Rinde, Kastanien	4 – 5, 3 – 4/9 – 10, 9 – 10
Rotbuche	Wälder	Rinde	2
Salbei (Edelsalbei, Gartensalbei)	Südeuropa; kalkreiche Böden	Blätter, blühende Sproß-spitzen	5 – 8

Pflanzenname	*Standort*	*verwendete Teile*	*Sammelzeit (Monate in Zahlen)*
Sandbeere (Beerentraube, Harnkraut)	Heide, Waldränder, Sandböden, Felsblöcke	Blätter	5 – 8
Sanddorn (Stechdorn, Weidendorn)	an Küsten, auf Almen, Sand- und Kiesböden	Scheinbeeren	9 – 10
Sauerampfer	Wiesen, kultiviert in Gärten	Kraut	4 – 6
Schafgarbe	Wiesen, Feldränder, gemäßigte sonnige Zonen	Blüten, Kraut	7 – 8
Schlehe (Schwarzdorn, Schlehdorn)	Europa	Früchte, Blätter, Rinde, Blüten	
		Blüten	3 – 4
		Früchte	9 – 11
Schlüsselblume (Primel)	Europa	Blüten, Blätter, Wurzel	3 – 5, 11 – 12
Schöllkraut	Mauern, Hecken, Wegränder	Blätter, Wurzelstock	3 – 5, 9 – 11
Sellerie	kultiviert in Gärten	Wurzeln, Blätter, Früchte	5 – 10, 10
Silberdistel (Wetterdistel)	trockene Wiesen, kalkreiche Böden	Wurzel	9 – 10

Sonnentau (Himmelstau)	Mittel- und Nordeuropa; feuchte Gegenden	Kraut	5 – 9
Süßholz (Lakritze)	Südeuropa	Wurzel	3, 10
Sumpfdotterblume	sumpfige Gegenden, Ufer, Wälder	Blätter	8 – 10
Sumpfvergißmeinnicht	Europa; feuchte Gegenden	blühende Sproßspitzen	5 – 8
Tausendgüldenkraut (Magenkraut, Fieberkraut)	Wegränder, Schutthalden	blühendes Kraut	6 – 10
Thymian	Mittelmeerraum; sonnige Gegenden	Blätter, Blüten	4 – 10
Tormentill (Ruhrwurz)	feuchte Wiesen, Moore, Wälder	Wurzelstock	5 – 8
Veilchen	Wälder, Büsche	Blätter, Blüten, Wurzelstock, Same	4 – 5
Vogelknöterich	Europa; Äcker	Kraut, Wurzel	5 – 11, 10 – 12
Wacholder	Europa; trockene Böden, Heidelandschaft	Früchte, Zweige	9 – 11
Waldmeister (Maikraut)	Mitteleuropa; schattige Mischwälder	Blüten	5 – 6

Pflanzenname	*Standort*	*verwendete Teile*	*Sammelzeit (Monate in Zahlen)*
Walnuß	Gärten, Parks, Plantagen	Blätter, Schalen, Früchte	5, 8, bei Reife
Wegerich	Wege, sauerstoffarme Böden	Blätter, Wurzel	5 – 8
Weide (Silberweide, Korbweide)	Europa; feuchte Gegenden	Blätter, Rinde, Kätzchen	5 – 8
Weidenröschen	Mitteleuropa; Waldränder	Blätter, Blüten, Wurzelstock	8 – 10
Weißdorn (Hagedorn, Mehlbeere)	Mittel- und Südeuropa; Gärten, Waldränder	Blüten, Beeren	5, 9
Weißtanne (Edeltanne)	Mittel- und Südeuropa	Nadeln, Harz, Knospen	4 – 6
Wermut (Wurmkraut, Magenkraut)	steinige Böden	Kraut	5 – 7
Wiesenknopf (Blutstillerin)	feuchte Gegenden	Blüte, Wurzel	7 – 8, 9 – 10
Wurmfarn	Europa; Wälder	Wurzelstock, Blätter	nicht selber sammeln
Ysop (Josefskraut)	Mitteleuropa; kalkreiche Böden, warme Gegenden	blühende Sproßspitzen, Blätter	6 – 8

Zaunwinde	humusreiche Böden	Blätter, Wurzeln, Blüten	6 – 10
Ziest	Mitteleuropa; feuchte Gegenden	blühende Sproßspitzen	6 – 9
Zitterpappel (Espe, Aspe)	Europa	Knospen, Rinde, Blätter	3 – 4
Zwiebel	kultiviert in Gärten und Gewächshäusern	Zwiebel, Stengel	9